Kohlhammer

Sucht: Risiken – Formen – Interventionen
Interdisziplinäre Ansätze von der Prävention zur Therapie

Herausgegeben von

Oliver Bilke-Hentsch
Euphrosyne Gouzoulis-Mayfrank
Michael Klein

Götz Mundle

Achtsamkeit in der Suchttherapie

Verlag W. Kohlhammer

Dieses Werk einschließlich aller seiner Teile ist urheberrechtlich geschützt. Jede Verwendung außerhalb der engen Grenzen des Urheberrechts ist ohne Zustimmung des Verlags unzulässig und strafbar. Das gilt insbesondere für Vervielfältigungen, Übersetzungen, Mikroverfilmungen und für die Einspeicherung und Verarbeitung in elektronischen Systemen.

Pharmakologische Daten, d. h. u. a. Angaben von Medikamenten, ihren Dosierungen und Applikationen, verändern sich fortlaufend durch klinische Erfahrung, pharmakologische Forschung und Änderung von Produktionsverfahren. Verlag und Autoren haben große Sorgfalt darauf gelegt, dass alle in diesem Buch gemachten Angaben dem derzeitigen Wissensstand entsprechen. Da jedoch die Medizin als Wissenschaft ständig im Fluss ist, da menschliche Irrtümer und Druckfehler nie völlig auszuschließen sind, können Verlag und Autoren hierfür jedoch keine Gewähr und Haftung übernehmen. Jeder Benutzer ist daher dringend angehalten, die gemachten Angaben, insbesondere in Hinsicht auf Arzneimittelnamen, enthaltene Wirkstoffe, spezifische Anwendungsbereiche und Dosierungen anhand des Medikamentenbeipackzettels und der entsprechenden Fachinformationen zu überprüfen und in eigener Verantwortung im Bereich der Patientenversorgung zu handeln. Aufgrund der Auswahl häufig angewendeter Arzneimittel besteht kein Anspruch auf Vollständigkeit.

Die Wiedergabe von Warenbezeichnungen, Handelsnamen und sonstigen Kennzeichen in diesem Buch berechtigt nicht zu der Annahme, dass diese von jedermann frei benutzt werden dürfen. Vielmehr kann es sich auch dann um eingetragene Warenzeichen oder sonstige geschützte Kennzeichen handeln, wenn sie nicht eigens als solche gekennzeichnet sind.

Es konnten nicht alle Rechtsinhaber von Abbildungen ermittelt werden. Sollte dem Verlag gegenüber der Nachweis der Rechtsinhaberschaft geführt werden, wird das branchenübliche Honorar nachträglich gezahlt.

Dieses Werk enthält Hinweise/Links zu externen Websites Dritter, auf deren Inhalt der Verlag keinen Einfluss hat und die der Haftung der jeweiligen Seitenanbieter oder -betreiber unterliegen. Zum Zeitpunkt der Verlinkung wurden die externen Websites auf mögliche Rechtsverstöße überprüft und dabei keine Rechtsverletzung festgestellt. Ohne konkrete Hinweise auf eine solche Rechtsverletzung ist eine permanente inhaltliche Kontrolle der verlinkten Seiten nicht zumutbar. Sollten jedoch Rechtsverletzungen bekannt werden, werden die betroffenen externen Links soweit möglich unverzüglich entfernt.

1. Auflage 2018

Alle Rechte vorbehalten
© W. Kohlhammer GmbH, Stuttgart
Gesamtherstellung: W. Kohlhammer GmbH, Stuttgart

Print:
ISBN 978-3-17-030623-3

E-Book-Formate:
pdf: ISBN 978-3-17-030624-0
epub: ISBN 978-3-17-030625-7
mobi: ISBN 978-3-17-030626-4

Geleitwort der Reihenherausgeber

Die Entwicklungen der letzten Jahrzehnte im Suchtbereich sind beachtlich und erfreulich. Dies gilt für Prävention, Diagnostik und Therapie, aber auch für die Suchtforschung in den Bereichen Biologie, Medizin, Psychologie und den Sozialwissenschaften. Dabei wird vielfältig und interdisziplinär an den Themen der Abhängigkeit, des schädlichen Gebrauchs und der gesellschaftlichen, persönlichen und biologischen Risikofaktoren gearbeitet. In den unterschiedlichen Alters- und Entwicklungsphasen sowie in den unterschiedlichen familiären, beruflichen und sozialen Kontexten zeigen sich teils überlappende, teils sehr unterschiedliche Herausforderungen.

Um diesen vielen neuen Entwicklungen im Suchtbereich gerecht zu werden, wurde die Reihe »Sucht: Risiken – Formen – Interventionen« konzipiert. In jedem einzelnen Band wird von ausgewiesenen Expertinnen und Experten ein Schwerpunktthema bearbeitet.

Die Reihe gliedert sich konzeptionell in drei Hauptbereiche, sog. »tracks«:

Track 1: Grundlagen und Interventionsansätze
Track 2: Substanzabhängige Störungen und Verhaltenssüchte im Einzelnen
Track 3: Gefährdete Personengruppen und Komorbiditäten

In jedem Band wird auf die interdisziplinären und praxisrelevanten Aspekte fokussiert, es werden aber auch die neuesten wissenschaftlichen Grundlagen des Themas umfassend und verständlich dargestellt. Die Leserinnen und Leser haben so die Möglichkeit, sich entweder Stück für Stück ihre »persönliche Suchtbibliothek« zusammenzustellen oder aber mit einzelnen Bänden Wissen und Können in einem bestimmten Bereich zu erweitern.

Geleitwort der Reihenherausgeber

Unsere Reihe »Sucht« ist geeignet und besonders gedacht für Fachleute und Praktiker aus den unterschiedlichen Arbeitsfeldern der Suchtberatung, der ambulanten und stationären Therapie, der Rehabilitation und nicht zuletzt der Prävention. Sie ist aber auch gleichermaßen geeignet für Studierende der Psychologie, der Pädagogik, der Medizin, der Pflege und anderer Fachbereiche, die sich intensiver mit Suchtgefährdeten und Suchtkranken beschäftigen wollen.

Die Herausgeber möchten mit diesem interdisziplinären Konzept der Sucht-Reihe einen Beitrag in der Aus- und Weiterbildung in diesem anspruchsvollen Feld leisten. Wir bedanken uns beim Verlag für die Umsetzung dieses innovativen Konzepts und bei allen Autoren für die sehr anspruchsvollen, aber dennoch gut lesbaren und praxisrelevanten Werke.

Die Thematik der Achtsamkeit ist in den letzten Jahren zu einem zentralen Ansatzpunkt in verschiedenen Bereichen von Supervision, Coaching und Therapie geworden. Es handelt sich hierbei zum einen um einen fast inflationär gebrauchten Modebegriff, der manche oberflächliche Selbstverständlichkeit umfasst, andererseits aber um ein empirisch nachgewiesenes evaluiertes Konzept, das insbesondere im Suchtbereich sehr passend ist und eine gute nachgewiesene Wirkung hat.

Götz Mundle stellt in diesem Band genau jene theoriegeleitete, Empirie-gestützte, standardisierte, manualisierte und damit auch lern- und lehrbare Herangehensweise an die komplexe Thematik dar. Er entwickelt schrittweise Grundhaltungen, allgemeine Ansatzpunkte und spezifische Techniken, die für jeden im Suchtbereich therapeutisch und beraterisch Tätigen sehr hilfreich sein dürften.

Die Ausführungen beruhen dabei auf vieljähriger eigener Erfahrung im praktischen und klinischen Kontext und sind sehr gut in verschiedenen Kontexten anzuwenden.

Das Buch gibt durch den theoretischen Überblick über die Hintergründe von Achtsamkeit, den Aufbau einzelner achtsamkeitsbasierter Therapieansätze für Suchtpatienten und die praktischen Darstellungen der einzelnen Übungen erstmals im deutschsprachigen Raum einen ausführlicheren Ein- und Überblick zum Thema Achtsamkeit in der Suchttherapie. Den Lesern wünschen wir eine offene, achtsame und bereichernde Lektüre des Buches!

Oliver Bilke-Hentsch, Winterthur/Zürich
Euphrosyne Gouzoulis-Mayfrank, Köln
Michael Klein, Köln

Zusatzmaterial*

Audiodateien der im Buch vorgestellten Übungen können mit nachfolgendem Passwort unter dem angegebenen Link kostenfrei heruntergeladen werden:
http://downloads.kohlhammer.de/?isbn=978-3-17-030623-3 (Passwort: uJjrGjm)

---

* Wichtiger urheberrechtlicher Hinweis: Alle zusätzlichen Materialien, die im Download-Bereich zur Verfügung gestellt werden, sind urheberrechtlich geschützt. Ihre Verwendung ist nur zum persönlichen und nichtgewerblichen Gebrauch erlaubt. Jede Verwendung außerhalb der engen Grenzen des Urheberrechts ist ohne Zustimmung des Verlags unzulässig und strafbar. Das gilt insbesondere für Vervielfältigungen, Mikroverfilmungen und für die Einspeicherung und Verarbeitung in elektronischen Systemen.

Inhaltsverzeichnis

	Geleitwort der Reihenherausgeber	5

1	Einleitung	13

2	Das Konzept Achtsamkeit aus philosophischer Sicht	17

Definition Achtsamkeit in der östlichen Philosophie 18
Achtsamkeit als innere Wissenschaft 19
Die »Vier Vergegenwärtigungen« der Achtsamkeit 19
Bewusstes Ein- und Ausatmen 20
Der traditionelle östliche Kontext von Achtsamkeit 21
Der Achtfache Pfad als Weg zu Mitgefühl und Einsicht 22
    Weisheit 22
    Sittlichkeit 22
    Vertiefung 23
Achtsamkeit im Westen 25
    Definition: Achtsamkeit im Westen 26
    Ethische Fragen von Achtsamkeit im
    modernen westlichen Kontext 27

3	Achtsamkeit in der Psychotherapie	29

Definition von Achtsamkeit 30
Achtsamkeit als Herausforderung für Therapeuten 34
Achtsamkeit als Prävention für Therapeuten 37

Achtsamkeit im historischen Kontext von Psychologie
und Psychotherapie 39
Achtsamkeit im aktuellen Kontext von Psychologie und
Psychotherapie 41
    Aktuelle Ansätze achtsamkeitsbasierter
    Psychotherapie 43
    Grenzen von Achtsamkeit in der
    Psychotherapie 51

4 Achtsamkeitsbasierte Rückfallprävention bei Substanzabhängigkeit – das MBRP-Programm 55

Entwicklung des Verfahrens 57
Das Rückfallmodell der achtsamkeitsbasierten
Rückfallprävention 58
    Achtsamkeit als Basis der Rückfallprävention 58
Das MBRP-Programm 60
    Anforderungen an Therapeuten 60
    Anforderungen an Patienten 61
    Indikationsbereiche von MBRP 62
    Gruppenstruktur 62
    Inquiry: Therapeutische Aufarbeitung von
    Achtsamkeitsübungen 64
    Sitzungsaufbau 65
    Spezifische Achtsamkeitsübungen von MBRP 78

5 Achtsamkeit in der Dialektisch Behavioralen Therapie DBT-S 85

Grundprinzipien der Dialektisch Behavioralen Therapie
(DBT) 86
Die Dialektisch Behaviorale Therapie – Sucht (DBT-S) 88
    Suchtmittelkonsum aus Sicht der DBT-S 89

Therapeutische Ziele	90
Achtsamkeit in der DBT-S	91
Skills Training	92
Achtsamkeits-Skills in der DBT-S	94

6 Achtsamkeit und Selbstmitgefühl 100

Die Evolution von Selbstmitgefühl	102
Grundtypen der Emotionsregulation	104
Aspekte von Selbstmitgefühl	108
Wohlwollen und Güte	108
Verbundenheit	109
Achtsamkeit	110
Die Übungspraxis von Selbstmitgefühl	110
Drei Stufen der Übungspraxis von Selbstmitgefühl	112
Stolpersteine der Übungspraxis	114
Selbstmitgefühl und Selbstmitleid	114
Unangenehme Emotionen in der Übungspraxis	116
Selbstmitgefühl und Weisheit	118
Selbstmitgefühl und Selbstwert	119
Selbstmitgefühl und Fürsorge für andere	121
Die eigenen Stärken annehmen	122

7 Forschungsstand zur Wirksamkeit von Achtsamkeit 124

Wirksamkeit von Achtsamkeit in der Suchttherapie	126
Achtsamkeit in der Raucherentwöhnung	131
Die Wirksamkeit von DBT-S in der Suchttherapie	132

Forschung zum Thema Selbstmitgefühl 133
Zukünftige Forschung 135

8 Zusammenfassung und Ausblick 139

9 Anhang: Praktische Übungen für Patienten und Therapeuten 144

Allgemeine Achtsamkeitsübungen 145
    Body Scan 145
    Atemübung 148
    Gedanken als Gedanken erkennen 150
    Gefühle bewusst wahrnehmen 152
Suchtspezifische Achtsamkeitsübungen 155
    Suchtdruck standhalten (»Wellenreiten«) 155
    Innere Stabilität finden 159
    Suchtmittelverlangen im Alltag erkennen
    (»Nüchtern-Atmen«) 161
Selbstmitgefühl-Übungen 164
    Liebevolle Güte 165
    »Sich selbst annehmen« 166
    »Sich selbst vergeben« 168

Literatur 172

Stichwortverzeichnis 189

1
Einleitung

»Zwischen Reiz und Reaktion liegt ein Raum. In diesem Raum liegen unsere Freiheit und die Möglichkeit, unsere Antwort zu wählen. In unserer Antwort liegen unser Wachstum und unsere Freiheit«.
Viktor Frankl

So schnell und umfassend hat kaum ein anderes Thema in den letzten Jahren in der Psychotherapie und in der Gesellschaft Anklang gefunden wie das Konzept der Achtsamkeit. Nicht nur im Bereich der Psychologie und Psychotherapie, sondern auch in fast allen gesellschaftlichen Bereichen wird heute die Umsetzung von Achtsamkeitskonzepten diskutiert. Eine Fülle von Publikationen zum Thema Achtsamkeit beschreibt mögliche Anwendungsbereiche und Wirkprinzipien. Ein Wegbereiter für die Einführung von Achtsamkeit in

1 Einleitung

die westliche Medizin und Psychologie war und ist die achtsamkeitsbasierte Stressreduktion MBSR (Mindfulness-Based Stress Reduction) nach Kabat-Zinn (1990). Dieses Verfahren verbindet Methoden der buddhistischen Psychologie mit Methoden westlicher Psychologie. Mittlerweile wird Achtsamkeit nicht nur als Verfahren zur Stressreduktion eingesetzt, sondern findet bei fast allen körperlichen und psychischen Erkrankungen Anwendung. Die Integration von Achtsamkeit in der Psychotherapie reicht von der Vermittlung von spezifischen Achtsamkeits-Fertigkeiten im Rahmen einzelner Module bis hin zu achtsamkeitsbasierten Ansätzen mit einer regelmäßigen täglichen Achtsamkeitspraxis von Patient und Therapeut.

Für Abhängigkeitserkrankungen wurde von Sarah Bowen und Alan Marlatt auf der Basis des MBSR-Programms von John Kabat-Zinn ein achtsamkeitsbasiertes Therapieprogramm entwickelt. Das 8-wöchige Behandlungsmanual »Achtsamkeitsbasierte Rückfallprävention bei Substanzabhängigkeit (MBRP)« (Bowen et al. 2012) verbindet Behandlungselemente der achtsamkeitsbasierten Stressreduktion (MBSR) (Kabat-Zinn 2001) und der achtsamkeitsbasierten kognitiven Therapie für depressive Patienten (MBCT) (Segal et al. 2008) mit Elementen der Suchttherapie, insbesondere der Motivationsbehandlung (Miller 1985) und Rückfallprävention (Marlatt und Gordon 1985). Die Achtsamkeitsübungen Nüchtern-Atmen und Wellenreiten wurden spezifisch für Suchtpatienten entwickelt. Achtsamkeit als zentrales Wirkprinzip findet auch in der von Marsha Linehan entwickelten Dialektisch Behavioralen Therapie (DBT) Anwendung. Primär für Patienten mit Persönlichkeitsstörungen entwickelt (Linehan 1993), wurde das DBT-Programm für Patienten mit Persönlichkeitsstörungen und Abhängigkeitserkrankungen um ein spezifisches Suchtmodul DBT-S erweitert (Linehan et al. 1999). Ein wohlwollender, tröstender und gütiger Umgang mit der eigenen Suchterkrankung wird durch die Praxis von Selbstmitgefühl ermöglicht (Germer 2012). Gerade Suchtpatienten schämen sich oft für ihre Erkrankung und sind von sich selbst enttäuscht. Die Wirkprinzipien von Selbstmitgefühl helfen Suchtpatienten, einen fürsorglichen und ermutigenden Umgang mit ihrer Erkrankung zu entwickeln.

Der Begriff Achtsamkeit (engl. Mindfulness) ist eine Übersetzung des buddhistischen Begriffes »sati« und bedeutet neben Sorgfalt und Umsicht auch Besinnung oder Gewahrsein des gegenwärtigen Augenblicks. Kabat-Zinn beschreibt Achtsamkeit als »auf eine bestimmte Weise aufmerksam zu sein: bewusst, im gegenwärtigen Augenblick und ohne zu urteilen«. Dies bedeutet, die Dinge so zu erfahren, wie wir sie wahrnehmen – ohne Interpretationen, Bewertungen oder Handlungen. Suchtpatienten erlernen durch das Prinzip Achtsamkeit, Craving und Suchtdruck als automatisierte, suchtspezifische Reaktionen zu erkennen, ohne den damit verbundenen Handlungsimpulsen, sprich Suchtmittelkonsum, folgen zu müssen. Im Zentrum dieses Ansatzes stehen Akzeptanz, Offenheit und Mitgefühl. Die Fähigkeit, Verlangen nach Suchtmitteln wahrzunehmen ohne handeln zu müssen, eröffnet Räume, die es ermöglichen, mit dysfunktionalen konditionierten oder habituellen Verhaltensweisen bewusst umzugehen ohne automatisiert zu folgen. Viktor Frankl formuliert dies wie folgt: »Zwischen Reiz und Reaktion liegt ein Raum. In diesem Raum liegen unsere Freiheit und die Möglichkeit, unsere Antwort zu wählen. In unserer Antwort liegen unser Wachstum und unsere Freiheit«. Anstatt Suchtimpulsen folgen zu müssen und das Gefühl zu haben, Suchtimpulsen hilflos ausgeliefert zu sein, ermöglichen achtsamkeitsbasierte Ansätze innezuhalten, Suchtmittelverlangen offen anzuschauen und aus dem Gefühl, Getriebener zu sein, in eine Beobachterposition zu wechseln. In dieser Beobachterposition wird ein achtsames Gewahrsein von Verlangen und den damit verbundenen Gedanken oder Gefühlen ermöglicht. Das bei Suchtdruck bestimmende Gefühl, »trinken zu müssen«, verändert sich idealerweise in die Fähigkeit oder, wie Frankl es formuliert, in die »Freiheit«, Craving wahrzunehmen, im eigenen »Bewusstseinsraum« zu halten und neue Handlungsoptionen auch ohne Suchtmittel erkennen zu können. Im Gegensatz zu Methoden der klassischen Verhaltenstherapie steht die Reduktion oder gar Verhinderung von Craving nicht im Vordergrund. Achtsamkeit entwickelt und fördert die Fähigkeit, Suchtmittelverlangen mit Neugier und Offenheit beobachten und annehmen zu können, ohne davon

1 Einleitung

überrollt zu sein und dem inneren Handlungsimpuls, Suchtmittel zu konsumieren, folgen zu müssen. Ein bewusster Umgang mit Suchtdruck, Craving oder Verlangen wird ermöglicht, Achtsamkeit kann in diesem Kontext als Ausdruck und Förderung von »freiem Willen« beschrieben werden.

Im ersten Teil des Buches werden der philosophische Hintergrund des Begriffes Achtsamkeit und ein Überblick über den aktuellen Stand achtsamkeitsorientierter Ansätze in der Psychotherapie dargestellt. Als suchtspezifische achtsamkeitsbasierte Ansätze werden die »Rückfallprävention bei Substanzabhängigkeit – das MBRP Programm« und das Suchtmodul der DBT-S-Therapie ausführlicher beschrieben. Weiterhin erfolgt eine Einführung in die Wirkprinzipien von Selbstmitgefühl. Der zweite Teil des Buches beinhaltet Anleitungen für praktische Achtsamkeitsübungen aus den einzelnen Verfahren, sodass ein detaillierter Einblick in die praktische Umsetzung ermöglicht wird.

# 2

Das Konzept Achtsamkeit aus philosophischer Sicht

Der Ursprung des Begriffes »Achtsamkeit« liegt im Buddhismus. In den Traditionen des Buddhismus ist »Achtsamkeit« eines der zentralsten Konzepte und hat in den letzten 2500 Jahren im asiatischen Raum kaum eine Veränderung erfahren. Im sogenannten Palikanon des Theravada-Buddhismus (Lehre der Ältesten) können die ältesten schriftlichen Hinweise auf den Begriff Achtsamkeit, sati, gefunden werden. Ausführliche Beschreibungen zu dem Begriff Achtsamkeit finden sich in den zwei Lehrreden des Buddha: »Die Rede von den Vergegenwärtigungen der Achtsamkeit« Satipaṭṭhāna Sutta (Analayo 2009; Nyanaponika 2000) und »Die Rede vom Bewussten Ein- und Ausatmen« Ānāpānasati Sutta (Rosenberg 2002).

Definition Achtsamkeit in der östlichen Philosophie

Gemäß der Theravada Tradition hat Achtsamkeit *sati* seinen Ursprung in dem Verb *sarati*, was »sich erinnern« bedeutet (Analayo 2009). Im Gegensatz zu unserem Verständnis von »sich erinnern« ist *sati* nicht als Erinnerung gemeint, sondern als *Gewahrsein des Augenblicks*, was Erinnerung ermöglicht. In diesem Verständnis ergänzen Gewahrsein im Augenblick und Erinnerung sich gegenseitig: »… verbindet sati das Bewusstsein im Augenblick mit der Erinnerung an das, was der Buddha gelehrt hatte.« Hierfür muss der Geist im Zustand von sati »in Bezug auf den gegenwärtigen Augenblick hellwach« sein. Im Gegensatz zu einem eng begrenzten Fokus wird in diesem Zusammenhang der Begriff der Weite des Bewusstseinszustandes benutzt. *Sati* wird außerdem auch als »reines Beobachten« beschrieben (Nyanaponika 2000). Bei einem »reinen« Beobachten versucht der Beobachter ausschließlich, das beobachtete Objekt *wahrzunehmen* und nicht mit ihm zu interagieren, d.h. ohne Anhaftungen oder Bewertungen. Sharon Salzberg definiert Achtsamkeit folgendermaßen: «Mindfulness is a quality of relationship to the object of awareness. Just having an experience, say hearing a sound, is not really being mindful. Knowing a sound without grasping, aversion, or delusion is being mindful (Shankman 2008).»

Achtsamkeit *sati* während der Meditation kann folglich als Zustand des Gewahrseins im Augenblick beschrieben werden, in dem der Geist mit einer gewissen Weite versucht gewahr zu sein ohne einzugreifen oder anzuhaften. *Sati* bezieht sich aber nicht nur auf einen ›passiven‹ meditativen Zustand. Rechte Achtsamkeit oder *sammā sati* bedeutet auch, nach bestimmten ethischen Regeln und im Sinne bestimmter buddhistischer Prinzipien zu handeln. Daher muss *sati* mit *sampajāna* (Wissensklarheit) und *ātāpī* (Sorgfalt) verbunden werden. Diese beiden weiteren Begriffe sind manchmal in *sati impliziert*, müssen aber berücksichtigt werden, um das Konzept der Achtsamkeit umfassend zu verstehen (Walach et al 2011).

Achtsamkeit als innere Wissenschaft

Wichtig für das Verständnis von Achtsamkeit *sati* ist, dass sie in der östlichen Philosophie eine Form der inneren Wissenschaft beschreibt, die nur auf der Basis von eigenen Erfahrungen aus der Ersten-Person-Perspektive erlangt werden kann. Moderne westliche Wissenschaft in den Bereichen Medizin und Psychologie hat einen empirischen wissenschaftlichen Ansatz, der sich auf objektive äußere Beobachtungen, Messinstrumente und wahrnehmbare Phänomene bezieht (Schmidt 2014). Im Gegensatz hierzu nutzt die innere Wissenschaft das »innere« Auge bzw. die achtsame Beobachtung der eigenen Innenwelt. In diesem Verständnis stellt Achtsamkeit ebenfalls eine Form empirischer Forschung dar, bei der durch eine nach innen gerichtete Achtsamkeit eigenes Erleben und Erfahrung subjektiv erforscht werden. Achtsamkeit ist in diesem Verständnis kein »objektives« statisches Konzept, sondern stellt eine subjektive Forschungsperspektive dar, die sich mit zunehmender Erfahrungspraxis verändert. Im Gegensatz hierzu versucht westlich geprägte Wissenschaft, subjektive Einflussfaktoren auszuschließen, und unterscheidet sich daher grundlegend vom östlich geprägten, subjektiven achtsamkeitsbasierten Forschungsverständnis (Schmidt 2014).

Die »Vier Vergegenwärtigungen« der Achtsamkeit

Das Thema Achtsamkeit wird in keinem anderen Text wie in der Rede über die »Vier Vergegenwärtigungen (Satipatthana)« so grundlegend beschrieben (Analayo 2009, Nyanaponika 2000). Die vier Vergegenwärtigungen der Achtsamkeit sind alles Körperliche, Gefühlsregungen und Empfindungen, Geistesqualitäten sowie die Natürlichen Wahrheiten. Sie sind die Hauptquelle der Achtsamkeits- oder Einsichtspraxis Vipassana. Buddha führt aus: »Dies ist der Direkte und

2 Das Konzept Achtsamkeit aus philosophischer Sicht

Eine Weg zur Läuterung der Lebewesen, zum Überwinden von Traurigkeit und Wehklagen, zum Verschwinden von Leiden, Angst und Unzufriedenheit, zum Erlangen der wahren Methode sowie zur Verwirklichung des Nirvana, nämlich die Vier Vergegenwärtigungen der Achtsamkeit«. Der Ausdruck »Direkter und Eine Weg« (Ekayano Maggo) erscheint im Palikanon nur an dieser Stelle. Die Vergegenwärtigung der Achtsamkeit wird wie folgt definiert: »Bleibt fortwährend verankert in eingehender Betrachtung des Körperlichen im Körperlichen: Entschlossen, klar wissend und achtsam gegenwärtig, nachdem Verlangen und Bekümmern im Hinblick auf die Welt abgelegt worden sind.« Auch für Gefühlsregungen und Empfindungen, Geistesqualitäten sowie die Natürlichen Wahrheiten gelten diese Grundprinzipien. »Alles ist im konstanten Fluss, kein Grund, um darauf zu stehen, sondern frei von »Selbst« und »Mein«. Konsequent durchgeführt, ohne sich ablenken zu lassen, könne die Praxis auch in kurzer Zeit zur Befreiung führen, wie der Erwachte zum Abschluss der Rede ausführt.

»Eingehendes Betrachten des Körperlichen im Körperlichen« soll die Illusion von »Selbst« hier und »Objekt« dort auflösen. Durch das Gewahr werden aller Empfindungen und das Sehen ihrer fließenden Natur wird es möglich, innere Zwänge wie Gier, Hass, Neid, Eifersucht oder Stolz, die in ihrer Natur auf äußere Objekte fixiert sind, loszulassen. Betrachten, ohne zu reagieren und das Nicht-Selbst erkennen. »Die Achtsamkeit ist wie ein helles Licht, das auf einen Prozess geworfen wird, womit ihn die natürliche Weisheit sieht, wie er wirklich ist« (Dhammaviranatha).

Bewusstes Ein- und Ausatmen

Neben der Rede über die vier Vergegenwärtigungen der Achtsamkeit ist die Rede vom Bewussten Ein- und Ausatmen eine weitere zentrale Quelle der Achtsamkeits- bzw. Einsichtspraxis Vipassana im Palikanon (Rosenberg 2002). Das Bewusste Ein- und Ausatmen stellt in dieser Rede einen natürlichen Befreiungsweg dar. Da die Atmung offensichtlich eine unfixierbare Flussnatur besitzt, stellt sie ein leicht zugängliches Tor für die innere Befreiung im Alltag dar. Alleine eine kontinuierliche Bewusstheit des Ein- und Ausatmens ermöglicht die Realisierung der »Vier Vergegenwärtigungen der Achtsamkeit«, d. h. des Körperlichen, der Empfindungen und Gefühlsregungen, der Geistesqualitäten sowie der Natürlichen Wahrheiten. Daher steht das Bewusste Ein- und Ausatmen bei vielen Meditationspraktiken im Mittelpunkt. Der Ankerpunkt für die bewusste Wahrnehmung des Atems kann der Atemfluss an den Nasenlöchern sein, die Bewegung des sich hebenden und senkenden Brust- und Bauchraumes oder die im ganzen Körper empfundene Atemerfahrung sein.

Der traditionelle östliche Kontext von Achtsamkeit

Das Herzstück der buddhistischen Lehre sind die *Vier Edlen Wahrheiten* (Lama 1993). Diese beschreiben Leiden, Entstehung von Leiden, Beendigung von Leiden und den »Edlen Achtfachen Pfad«, der zur Beendigung von Leiden führt, wenn man den ethischen Anweisungen und der Praxis des *»Edlen Achtfachen Pfades«* folgt. Der achtfache Pfad ist die Basis für einen spirituellen Weg, der zu persönlicher Transformation und Befreiung von Leiden führt (Das 1999). Die Praxis von Achtsamkeit ist nur ein Teil des achtfachen Pfades. In diesem Verständnis steht Achtsamkeit also nicht für sich alleine, sondern ist eingebettet in einen umfassenden Kontext meditativer Übungen und ethischen Verhaltensanweisungen (von Allmen 2007).

Der Achtfache Pfad als Weg zu Mitgefühl und Einsicht

Weisheit

1. Rechte Anschauung, Erkenntnis:

Rechte Anschauung und Erkenntnis beinhaltet die Einsicht in die wahren Ursachen von Leiden, d. h. in die vier edlen Wahrheiten vom Leiden, der Leidensentstehung, der Leidenserlöschung und des zur Leidenserlöschung führenden Achtfachen Edlen Pfades.

2. Rechte Absicht:

Rechte Absicht bezieht sich auf die Motivation und den Entschluss, nicht schädigen zu wollen, sondern Zuwendung zu geben und mitfühlend zu sein.

Sittlichkeit

3. Rechte Rede:

Rechte Rede beschreibt die Verbalisierung von gütigen anstelle von verletzenden Inhalten in interpersonellen Beziehungen.

4. Rechtes Handeln:

Rechtes Handeln fördert heilendes Verhalten und Tugenden und vermeidet zerstörerisches Handeln wie z. B. Töten oder Stehlen

5. Rechter Lebenserwerb:

Rechter Lebensunterhalt bezieht sich auf eine Berufswahl, die anderen Lebewesen keinen Schaden zufügt

Vertiefung

6. Rechtes Streben:

Rechtes Streben beschreibt ernsthafte Bemühungen und die Hingabe, eigene negative Emotionen, wie z. B. Begierde, Hass, Neid oder Ungeduld zu zügeln

7. Rechte Achtsamkeit:

Rechte Achtsamkeit bezieht sich auf die Grundhaltung bei Achtsamkeitsübungen, offen, nicht-kontrollierend und nicht-bewertend alle Phänomene während einer Achtsamkeitsübung mitfühlend wahrnehmen zu können.

8. Rechtes Sichversenken:

Rechtes Sichversenken bezeichnet die Fähigkeit während Achtsamkeitsübungen, den unruhigen und abschweifenden Geist zu »kontrollieren« und sich auf eine Sache, z. B. den Atem, zu konzentrieren.

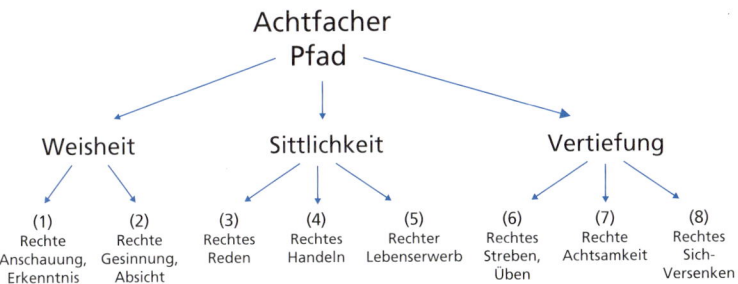

Abb. 2.1: Der Achtfache Pfad, mit der Zuordnung in die drei Bereiche Weisheit, Sittlichkeit (Verhalten), Vertiefung (Meditation)

Zum besseren Verständnis erfolgt eine kurze Erläuterung des Aspektes »Rechten Handelns«. *Sāmma kammanta* oder rechte Handlung als Teil des achtfachen Pfades beinhaltet Verhaltensregeln des Alltags, die das Töten oder Verletzen von Lebewesen verbieten. Bestimmtes Sexualverhalten, z. B. Ehebruch oder der Genuss von Rauschmitteln, etwa Alkohol, sind ebenfalls untersagt. In diesem Sinne stellt der achtfache Pfad eine gesamtgesellschaftliche Sittlichkeits(Verhaltens-)ordnung dar, in der Achtsamkeit »nur« ein Teil ist. Die Achtsamkeitspraxis ist außerdem nicht nur in die Handlungen des »Edlen Achtfachen Pfades« eingebunden, sondern hat auch eine enge Verbindung mit den vier sogenannten *bramavihāras* oder göttlichen Verweilzuständen »liebende Güte« (*mettā*), »Mitgefühl« (*karunā*), »Mitfreude« (*muditā*) und »Gleichmut« (*uppekhā*), auch wenn diese nicht direkt im Achtfachen Pfad aufgeführt werden.

Diese Schriften und Ausführungen verdeutlichen, dass die Praxis der Achtsamkeit im ursprünglichen buddhistischen Kontext Teil eines umfassenden persönlichen Transformationsprozesses ist, dessen höchstes Ziel die »Befreiung« von Leiden ist. Die Achtsamkeitspraxis selbst ist also nicht nur eine einzelne für sich stehende Meditationstechnik ist, um eine Zeit der Stille oder Selbstexploration zu erfahren, sondern Teil eines umfassenderen spirituellen Weges (von Allmen 2007).

In diesem Verständnis gibt es Überschneidungen mit der heutigen Einbettung von Achtsamkeit in suchttherapeutische Konzepte. Achtsamkeit ist immer Teil eines suchttherapeutischen Gesamtkonzepts, welches neben der Übung der Achtsamkeit viele weitere suchttherapeutische Aspekte umfasst. Rechte Anschauung und Erkenntnis können in heutigen suchttherapeutischen Konzepten mit adäquatem Krankheitsverständnis übersetzt werden; rechte Gesinnung und Absicht umfassen Aspekte von Motivation. Rechtes Handeln, rechte Rede und rechte Lebensführung entsprechen klassischen verhaltenstherapeutischen und sozialtherapeutischen Aspekten moderner Suchttherapie. Die Bereiche Vertiefung und Meditation entsprechen am ehesten dem modernen Verständnis von Achtsamkeit und Meditation in der Suchttherapie.

Achtsamkeit im Westen

Im gesamtgesellschaftlichen Kontext ist Achtsamkeit heute integraler Bestandteil unseres Alltagslebens und stellt einen unspezifischen Sammelbegriff dar, dessen Definition je nach Situation und Person unterschiedlich verstanden wird (Buchheld und Walach 2004, Schmidt 2011, Zimmermann et al. 2012). Achtsamkeit kann eine formale Meditationspraxis bezeichnen, die ritualisiert durchgeführt wird. Beispiele sind die Atemmeditation, Gehmeditation, Yoga Praxis oder Vipassana Meditation. Der Begriff Achtsamkeit kann auch eine Grundhaltung beschreiben, in der wir bestimmte Handlungen durchführen. In der Psychotherapie wird diese Form der Achtsamkeit als informelle Achtsamkeit im Alltag beschrieben. Weiterhin kann mit dem Begriff Achtsamkeit das Theoriekonzept von Achtsamkeit im Buddhismus gemeint sein, genauso wie ein psychologisches Konzept in der westlichen Psychotherapie (Bishop et al. 2004, Langer 1989, Walach 2003). Im alltäglichen Sprachgebrauch wird »achtsam« als Begriff noch vielfältiger gebraucht. Die Bedeutung von achtsam beschreibt am ehesten wach, aufmerksam, mit allen Sinnen präsent sein.

Bereits in den 1950er Jahren gab es in den USA ein großes Interesse an dem Thema Achtsamkeit. Das Buch »The Heart of Buddhist Meditation« war ein vielfach übersetzter Bestseller. In dem Buch beschreibt der deutsche Theravada-Mönchsgelehrte Nyanaponika Thera seine Erfahrungen mit einem Training in der Vipassanameditation und gibt eine allgemeine Einführung in das Thema Achtsamkeit (Nyanaponika 2014). Ab den 1970er Jahren gab es ein großes Interesse an dem Thema Achtsamkeit nicht nur in der Literatur, sondern auch in der praktischen Umsetzung. Die Gründung von Gesellschaften und Instituten, z. B. der Insight Meditation Society (IMS) ermöglichten auch im Westen an Meditationsretreats teilzunehmen und mit der Tradition unterschiedlicher Meditationsverfahren, z. B. der Vipassanameditation, des Theravada-Buddhismus oder auch des Zen-Buddhismus in Kontakt zu kommen (Nattier 1995).

2 Das Konzept Achtsamkeit aus philosophischer Sicht

Heute ist das von Jon Kabat-Zinn entwickelte Mindfulness-Based Stress Reduction Programm (MBSR) das am weitesten verbreitete Achtsamkeitskonzept (Kabat-Zinn 1990, 2001). Dieses auf der Tradition der Vipassana Meditation beruhende Programm hat Achtsamkeit und Meditation nicht nur in der westlichen Gesellschaft, sondern insbesondere im westlichen Medizinsystem und in der Psychotherapie aufgrund seiner hohen Akzeptanz und wissenschaftlich nachgewiesenen Wirksamkeit große Anerkennung verschafft. Die Weiterentwicklungen Mindfulness-Based Cognitive Therapy (MBCT) für depressive Patienten (Segal et al. 2012) sowie Mindfulnes-Based Relapse Prevention (MBRP) (Bowen et al. 2011) für Suchtpatienten sowie andere Psychotherapieprogramme, bei denen Achtsamkeit ein zentraler Bestandteil der Therapie ist, wie z. B. die Dialektisch Behaviorale Therapie DBT (Linehan 1993) oder die Akzeptanz und Commitment Therapie ACT (Hayes et al. 1999), finden heute breite Anwendung und Anerkennung.

Definition: Achtsamkeit im Westen

Achtsamkeit als eine erfahrungsbezogene Grundhaltung im Alltag kann am besten mit einer Umschreibung von Jon Kabat-Zinn erfasst werden. Er definiert Achtsamkeit in diesem Sinne «(…) as moment-to-moment, non-judgemental awareness, cultivated by paying attention in a specific way, that is, in the present moment, and as non-reactively and as non-judgmentally and openheartedly as possible» (Kabat-Zinn 2005), was sich im Kern als *nicht wertendes Gewahrsein im gegenwärtigen Moment* übersetzen lässt. Verbunden mit dieser besonderen Art der Aufmerksamkeit sind unterschiedliche Qualitäten wie *Nicht-Werten, Geduld, Anfängergeist, Vertrauen, Akzeptanz* und *Loslassen*. Shapiro und Schwartz (1999) erweitern diese Liste und ergänzen sie mit den Qualitäten: *Sanftmut, Großzügigkeit, Empathie, Dankbarkeit* und *liebende Güte*.

Ethische Fragen von Achtsamkeit im modernen westlichen Kontext

Achtsamkeit in unserer westlichen Kultur wird heute aus unterschiedlichsten Gründen praktiziert, die meistens nicht mehr der ursprünglichen buddhistisch-spirituellen Wurzel entsprechen. Im Regelfall wird versucht, die Essenz von Achtsamkeit buddhistischer Meditationsformen ohne einen »religiösen« Überbau bzw. ohne buddhistische Philosophie in unsere Alltagswelt zu übernehmen. Die mit einer Achtsamkeitspraxis verbundenen Motive und Wünsche sind vielfältig, je nach Kontext. Einige Beispiele sind hier aufgeführt (Schmidt 2011):

* Entschleunigung und Entspannung
* Verbesserung der Lebensqualität
* Stressbewältigung und Verbesserung der Arbeitsqualität
* Wunsch nach Selbsterfahrung und vertiefter Innenschau
* Unterstützung bei chronischen Erkrankungen
* Interesse an Psychologie, östlicher Philosophie oder Spiritualität
* Achtsamkeitspraxis im Rahmen eines spirituellen Weges

Bei der Auflistung der Beispiele wird deutlich, dass die Achtsamkeitspraxis im westlichen säkularen Kontext nicht der Befreiung von Leiden wie im buddhistschen Kontext dient, sondern häufig als Methode zur Verbesserung der Leistungsfähigkeit in einem schwierigen Arbeits- und Lebensumfeld. Unsere Kultur ist heute geprägt von einer Arbeitsverdichtung, Beschleunigung und Funktionalisierung. Diese Anforderungen und Veränderungen werden als belastend erlebt und als Auslöser teilweise sogar als Ursache für die Zunahme von psychischen und körperlichen Erkrankungen angesehen. Verständlicherweise gibt es eine Sehnsucht bei Menschen in der westlichen Welt, dieser Leistungsspirale durch eine Achtsamkeitspraxis zu entkommen (Grossmann et al. 2004, Passmore 2007, Rosa 2012, Schmidt 2011).

Ohne eine Diskussion und Bewusstwerdung über die Motivation und die Ziele der Achtsamkeitspraxis, besteht die Gefahr, dass Achtsamkeit als Methode für eine weitere Leistungssteigerung missbraucht wird. Daher ist heute eine ethische Einbettung der Achtsamkeitspraxis in unserer Alltagswelt geboten. Nur durch eine offene Diskussion und ethische Klärung über die Hintergründe und Motivation der Achtsamkeitspraxis kann diese sinnvoll in den Alltag eingebaut werden und einen Bestandteil eines persönlichen Bewusstwerdungsprozesses werden. Notwendig ist eine Bewusstseinskultur, in der wir uns auf individueller und gesellschaftlicher Ebene fragen, was die ethischen Grundpfeiler unserer Kultur sind und auf welchen ethischen Grundlagen unsere Achtsamkeitspraxis stattfinden soll. Handelt es sich bei der eigenen Achtsamkeitspraxis um einen einmal pro Jahr stattfindenden Meditationsretreat, in dem die persönliche Balance wiedererlangt und ausreichend Kraft geschöpft wird, um in den nächsten zwölf Monaten die Strapazen der Arbeits- und Alltagswelt überstehen zu können, oder handelt es sich um eine Achtsamkeitspraxis im Alltag, bei der unsere Arbeits- und Lebenswelt nach den Prinzipen von Achtsamkeit verändert wird. In Anlehnung an den achtfachen Pfad sollte Achtsamkeit eingebettet sein in einen ethisch kulturellen Diskurs über die Grundwerte des Zusammenlebens und unserer Gemeinschaft. Bei einer derartigen ethisch angelegten Ausrichtung kann eine Achtsamkeitspraxis auch im westlichen Kontext eine wichtige und »nährende« Methode für jeden Einzelnen und für die gesamtgesellschaftliche Entwicklung sein.

3

Achtsamkeit in der Psychotherapie

»Die wichtigste Stunde ist immer die Gegenwart. Der bedeutendste Mensch ist immer der, der dir gerade gegenüber steht. Das notwendigste Werk ist stets die Liebe.«
Meister Eckhart (1260-1328)

Die Integration von Achtsamkeit in die westliche Psychologie und Psychotherapie wird als »dritte Welle« der Psychotherapie bezeichnet (Heidenreich und Michalak 2009, 2014). Im Gegensatz zur buddhistischen Psychologie wird im heutigen westlichen Verständnis der Psychotherapie versucht, die Essenz buddhistischer Meditationsformen ohne einen »religiösen« Überbau zu übernehmen, wobei buddhistische Philosophie und Psychologie große Überschneidungen aufweisen. Beide Wissenschaften beschäftigen sich mit den Ursachen von Leiden und Möglichkeiten der Befreiung von Leiden.

Trotz der schnellen und weiten Verbreitung der Prinzipien von Achtsamkeit in der Psychotherapie, ergeben sich für Psychotherapeuten, die sich intensiv mit dem Thema Achtsamkeit auseinandersetzen, vielfältige therapeutische und persönliche Herausforderungen. Bei genauerer Betrachtung der Quellen von Achtsamkeit werden viele Grundprinzipien und Selbstverständlichkeiten westlicher Psychologie in Frage gestellt. Veränderungen durch »Nicht-Verändern-Wollen« erreichen zu können, stellt einen Paradigmenwechsel des therapeutischen Grundverständnisses für westliche Therapeuten dar (Weiss und Harrer 2010). Die Integration achtsamkeitsbasierter Therapieprinzipien, wenn diese in ihren Wurzeln und in ihrer Radikalität verstanden und verinnerlicht werden, wirft im therapeutischen Handeln viele Fragen auf, die nicht einfach zu beantworten sind. Wie kombiniere ich eine achtsame Grundhaltung mit notwendigen Veränderungsmodellen westlicher Psychotherapie, insbesondere der Verhaltenstherapie? Welche Möglichkeiten der Ergänzung und welche Grenzen gibt es bei der Integration von Achtsamkeit in unser westlich geprägtes Verständnis von Psychotherapie als aktiven Veränderungsprozess?

Definition von Achtsamkeit

Der Begriff Achtsamkeit beschreibt ein grundlegendes Prinzip buddhistischer Meditationspraxis. Thich Nhat Hanh (1998), ein vietnamesischer buddhistischer Mönch, beschreibt Achtsamkeit wie folgt:

> »Achtsamkeit ist die Fähigkeit, in jedem Augenblick unseres täglichen Lebens wirklich präsent zu sein ... Achtsamkeit ist eine Art von Energie, die jedem Menschen zur Verfügung steht. Wenn wir sie pflegen, wird sie stark, wenn wir sie nicht üben, verkümmert sie. ... Achtsamkeit lässt uns erkennen, was im gegenwärtigen Augenblick in uns und um uns herum wirklich geschieht«.

Und er führt weiter aus: »Wirkliches Leben erfahren wir nur im Hier und Jetzt. Die Vergangenheit ist schon vorüber, und die Zukunft ist noch nicht da. Nur im gegenwärtigen Augenblick können wir das Leben wirklich berühren.«

Grundgedanke dieser Ausführungen ist, dass Lebendigkeit, Lebensqualität und Lebenszufriedenheit im Kern nur im gegenwärtigen Moment erlebbar sind. Mittels Achtsamkeit stärken wir unsere Fähigkeit, im Hier und Jetzt zu sein und damit unsere Fähigkeit, lebendig zu sein. Aufgabe von Psychotherapie in diesem Grundverständnis ist es, Patienten zu helfen, gegenwärtig zu sein und mittels Achtsamkeit die Fähigkeit zu fördern, den momentanen Augenblick zu erleben und zu akzeptieren, so wie er ist. Psychische Gesundheit setzt in diesem Grundverständnis Achtsamkeit als Grundbaustein der Psychotherapie voraus.

John Kabat-Zinn (1990), einer der wesentlichen Initiatoren achtsamkeitsbasierter Therapieverfahren in der westlichen Psychologie und Medizin, liefert eine nicht religiös gebundene, moderne und praxisorientierte Definition:

Achtsamkeit bedeutet auf eine bestimmte Weise aufmerksam zu sein, absichtsvoll (»on purpose«), im gegenwärtigen Augenblick (»present moment«) und ohne zu urteilen (»non-judgmental«).

Kabat-Zinn beschreibt in seiner Definition wesentliche Kerndimensionen von Achtsamkeit. Zusätzlich zu den von ihm genannten Komponenten Absichtsvoll, Gegenwärtiger Moment, Nicht-Bewertung wird häufig als weitere Dimension die Entwicklung eines Inneren Beobachters beschrieben (Kurtz 1994).

Die Dimension »Absichtsvoll« beschreibt die Fähigkeit, unsere Aufmerksamkeit bewusst zu lenken. Wahrnehmung und Erleben muss immer im Kontext unserer Aufmerksamkeitslenkung betrachtet werden. Im Regelfall erfolgen unsere Erfahrungen und unser Erleben nicht absichtsvoll, da wir unsere Aufmerksamkeit nicht aktiv gelenkt haben (»on purpose«), sondern, wie Kabat-Zinn (1994) es beschreibt, uns meistens im Autopilotenmodus befinden. Die Schulung der Achtsamkeit fördert die Fähigkeit, im ersten Schritt wahrzunehmen, wohin unsere Aufmerksamkeit gelenkt wird, um anschließend unsere Aufmerksamkeit bewusst zu steuern. In diesem Sinne ist eine regelmäßige Achtsamkeitspraxis mit einem »Fitnesstraining« zu vergleichen. Der »Muskel« Aufmerksamkeit wird durch Achtsamkeitsübungen trainiert und verliert ohne Training wieder rasch an »Kraft«. Ist unsere Aufmerksamkeit ausreichend trainiert, können wir diese bewusst auf bestimmte Inhalte unserer Innen- oder Außenwelt lenken. In den Übungen wird diese Fähigkeit trainiert, indem wir unsere Aufmerksamkeit auf einen einfachen Inhalt, z. B. den Atem oder unsere Gedanken, fokussieren. Weiterhin gibt es die Möglichkeit, dass wir unsere Aufmerksamkeit öffnen im Sinne eines offenen Gewahrseins. Ein offenes Gewahrsein befähigt uns, alles, was in unserem Bewusstsein auftaucht, wahrzunehmen und zu betrachten.

Die Dimension »Gegenwärtiger Augenblick« beinhaltet die Fähigkeit, sich ganz dem Hier und Jetzt zuzuwenden. Gerade bei psychischen Erkrankungen beschäftigen sich die Betroffenen mit der Vergangenheit oder Zukunft. Achtsamkeit kann helfen, diese Gedankenspiralen zu unterbrochen. Die Wahrnehmung der Gegenwart mit allen Sinneseindrücken wird ermöglicht. Die Fähigkeit, gegenwärtig zu sein, erhöht die Intensität und Qualität des Erlebens. Eine neue Form der »Präsenz« im Alltag wird ermöglicht. Wie Thich Nhat Than (1998) in seinem Zitat beschreibt, findet wirkliches Leben nur im Hier und Jetzt statt. Eine einfache Übung in diesem Kontext ist die Rosinenübung aus dem MBSR Programm. Im Regelfall erleben die Patienten eine neue Qualität einer achtsamen Wahrnehmung einer Rosine mit all ihren Sinnen. Häufig wird ganz überrascht festgestellt, dass der Geschmack einer Rosine noch nie so intensiv erlebt wurde. Übertragen auf den Alltag bedeutet dies, je gegenwärtiger und fokussierter wir auf den Moment sind, desto intensiver und bereichernder wird Alltag erlebt.

Die Fähigkeit der »Nicht-Bewertung« beinhaltet Offenheit, Neugierde, Akzeptanz und Wohlwollen als Grundhaltung bei der Durchführung von Achtsamkeitsübungen. Diese Grundhaltung bezieht sich auf alle Prozesse, die während der Übungen auftreten können. Wie bei einem Neugeborenen werden alle Prozesse, egal ob angenehm oder unangenehm, neugierig betrachtet. Übrigens bezieht sich die Grundhaltung der Nicht-Bewertung auch auf »bewertende« Gedanken, die während der Übung auftreten können. Nicht-Bewertung bedeutet nicht, dass unsere Gedanken niemals bewertend sein dürfen, sondern bezieht sich auf die Grundhaltung und Fähigkeit, alles was an Phänomenen auftritt, offen anzuschauen und zu akzeptieren. Ein weiteres Missverständnis ist häufig, dass Akzeptanz mit Resignation verwechselt wird. Probleme achtsam wahrzunehmen und zu akzeptieren ist in diesem Verständnis die Voraussetzung für realistische und hilfreiche Veränderungsprozesse.

Die Dimension »Innerer Beobachter« entspricht dem psychologischen Konstrukt der Meta-(Satelliten-)Position. Achtsamkeit fördert die Entwicklung des inneren Beobachters, der eine innere Distanz zum Erlebten ermöglicht. Wenn ich einen Gedanken beobachten kann, bin ich mehr als dieser Gedanke. Wenn ich Emotionen wahrnehmen kann, so bin ich diesen nicht hilflos ausgeliefert, sondern kann sie und ihre Veränderungen beobachten. Im Gegensatz zur Dissoziation sind in der Beobachterposition Gedanken oder Gefühle nicht verdrängt oder abgespalten, sondern Teil der eigenen Person, und können wie eigene Körperteile wahrgenommen werden. Offen und nur schwer mit Worten zu beantworten bleibt die Frage: »Wer beobachtet eigentlich?«. Die Einnahme einer Beobachterposition befähigt uns zu erkennen, dass wir mehr sind als unsere Gedanken, Gefühle oder Empfindungen. Eine Definition der Beobachterposition ist in ihrer gesamten Dimension mit Worten schwer zu fassen, im direkten Erleben jedoch erfahrbar.

Ein einfaches und oft angewandtes Beispiel für die Umsetzung von Achtsamkeit ist achtsames Zähneputzen. Wenn Sie achtsam ihre Zähne putzen, dann putzen Sie die Zähne und denken nicht an die Aufgaben des Tages, mögliche Gespräche mit Patienten oder Mitarbeitern. Ihre Aufmerksamkeit ist ganz auf den gegenwärtigen Moment Zähneputzen gerichtet. Sie nehmen bewusst und absichtsvoll Ihre Zähne, das Zahnfleisch und die Bewegung der Zahnbürste wahr – Sie erleben den Moment im Hier und Jetzt. Nicht-bewertend bei dieser Übung bedeutet alle Empfindungen, Gedanken und Gefühle, die während des Zähneputzens auftauchen, egal ob angenehm oder unangenehm neugierig von Moment zu Moment aus der Beobachterposition anzuschauen.

Gerade in der Psychotherapie ist die Fähigkeit, im Hier und Jetzt präsent zu sein, von entscheidender Bedeutung und Voraussetzung für Veränderungsprozesse. Eine kontinuierliche Achtsamkeitspraxis fördert diese Fähigkeit, absichtsvoll, offen, akzeptierend und neugierig den Moment aus der Beobachterposition zu erleben. Angenehme und unangenehme Situationen können mittels einer achtsamen Grundhaltung so wie sie sind wahrgenommen werden, ohne die Erfahrung verdrängen, verstärken oder festhalten zu wollen. Bei psychischen Erkrankungen ist diese Fähigkeit eingeschränkt oder verloren gegangen. Depressive Patienten neigen dazu, an der Vergangenheit, insbesondere an subjektiv erlebten Fehlern und Schuldgefühlen festzuhalten. Angstpatienten sind häufig mit der Zukunft und deren möglichen Gefahren beschäftigt. Suchtpatienten versuchen mittels von Suchtmitteln, meist unangenehme Empfindungen im Hier und Jetzt zu betäuben.

Entscheidend bei diesem Verständnis von Achtsamkeit im therapeutischen Kontext ist, dass es nicht darum geht, Erfahrungen einfach hinzunehmen und mit einer passiv resignativen Grundhaltung zu ertragen, sondern mittels Achtsamkeit eine Beobachterperspektive aufzubauen, aus der heraus neue konstruktive Lösungswege im Umgang mit schwierigen Erfahrungen möglich werden.

Achtsamkeit als Herausforderung für Therapeuten

Die therapeutische Arbeit mit Patienten stellt eine Möglichkeit dar, Achtsamkeit im Therapiealltag zu praktizieren. Die Therapie mit Patienten gleicht einer Meditation, in der wir uns auf den gegenwärtigen Moment der therapeutischen Beziehung einlassen. Wie bei einer Achtsamkeitsübung erkunden wir offen, neugierig und mit offenem Herzen alle auftretenden Gedanken, Gefühle und Empfindungen. Als Therapeuten sind wir gefordert, eigene konditionierte Gedanken- und Gefühlsmuster achtsam zu erkennen und uns davon zu lösen. In diesem Sinne können wir Vorbild für unsere Patienten sein, sodass diese im Therapieraum eigene Freiräume in sich entdecken können. Umgekehrt können wir uns von dem Potential der Achtsamkeit der Patienten inspirieren lassen. Erfahrungen, Ideen und Verstrickungen von Patienten können für Therapeuten wichtige Quellen für neue Wege in der Therapie darstellen.

Notwendig für die Umsetzung von Achtsamkeit in der therapeutischen Beziehung ist eine eigene Übungspraxis. Bei der Durchführung von achtsamkeitsbasierten Therapieverfahren wird nicht nur von Patienten, sondern auch von den Therapeuten eine tägliche Übungspraxis gefordert. Wie bei anderen Therapieverfahren kann diese Übungspraxis als Selbsterfahrung verstanden werden. Die Entwicklung einer offenen, akzeptierenden Grundhaltung in der eigenen Übungspraxis stellt die Grundvoraussetzung dar, um bei Achtsamkeitsübungen und deren Reflektion Patienten gegenüber eine achtsame Grundhaltung vorleben zu können. Dies bedeutet nicht, dass Therapeuten eine langjährige Übungspraxis haben müssen oder gar »perfekt« Achtsamkeit praktizieren können, was auch immer dies bedeuten mag. Notwendig ist aber, dass Therapeuten sich durch ihre eigene Übungspraxis auf den Prozess der Achtsamkeit mit all den dabei auftretenden Schwierigkeiten einlassen, um diese offene Grundhaltung in der Übungspraxis vermitteln zu können.

In diesem Sinne unterstützt die Achtsamkeitspraxis des Therapeuten auf mehrfache Weise das Gelingen des therapeutischen Prozesses. Eine achtsame, akzeptierende Grundhaltung seitens des Therapeuten kann Vorbild und Modell für Patienten darstellen, sich eigenen nicht erwünschten und abgelehnten Anteilen wohlwollend zuzuwenden. Auch intensive und unangenehme Emotionen im achtsamen Therapieraum müssen nicht mehr zurückgewiesen werden. Häufig vorhandene Impulse, diese Anteile loswerden zu wollen, können durch eine annehmende Grundhaltung ersetzt werden. Ein tieferes Verständnis des Therapeuten gegenüber seiner eigenen Person fördert die Fähigkeit der Empathie und des Selbstmitgefühls. Offenes Gewahrsein als ein Teil der Achtsamkeitspraxis fördert die Fähigkeit des Therapeuten, eigenes Erleben und das Erleben des Patienten wahrzunehmen und in dem Therapieraum wertfrei analysieren zu können.

Neben vielen Vorteilen stellt das Prinzip Achtsamkeit in der Therapie für Therapeuten in ihrem Alltag auch eine große Herausforderung dar. Wenn die Wurzeln von Achtsamkeit in ihrer Radikalität verstanden werden, so finden Veränderungen im achtsamen Therapieraum durch das Prinzip des »Nicht-Verändern-Wollens« statt (Weiss und Harrer 2010). Im Gegensatz zu den klassischen manualisierten Verhaltenstherapieansätzen folgt der Therapeut nicht vorgegebenen Schritten eines Manuals, sondern lässt sich offen auf einen Prozess ein, der nicht vorhersehbar ist. Für Therapeuten erfordert diese achtsame Herangehensweise Mut und ausreichend Selbstvertrauen, da die im Studium und in der Therapeutenausbildung gelernte Rolle des Handelnden aufgegeben wird. Das therapeutische Wirkprinzip Achtsamkeit stellt in diesem Verständnis einen Gegenpol zum traditionellen Therapieverständnis dar. Die Integration beider Grundprinzipien, zum einen sich gemeinsam in einen offenen Raum zu begeben, aus dem heraus sich neue Erfahrungen und Ideen entwickeln können, und zum anderen handelnder Experte zu sein, der Handlungsimpulse vorgibt, stellt Therapeuten vor neue Aufgaben. Es besteht die Gefahr, dass eine Rollenkonfusion auftritt. Entscheidend in diesem Kontext ist es, sich dieser drohenden Rollenkonfusion bewusst zu sein und offen die unterschiedlichen Therapieansätze in sich selbst wahrzunehmen. Die Anerkennung der unterschiedlichen Grundannahmen beider Therapieansätze ermöglicht im Alltag eine Klarheit zu entwickeln, in welcher Situation welcher Therapieansatz für welchen Patienten geeignet ist.

In den achtsamkeitsbasierten Therapieverfahren, ob MBCT, MBRP, DBT oder ACT, werden aus diesem Grund beide Grundprinzipien in unterschiedlichen Gruppenstunden vermittelt. In der achtsamkeitsbasierten kognitiven Therapie oder Rückfallprävention bei

Abhängigkeitserkrankungen werden in den ersten Stunden Achtsamkeitsübungen vermittelt, bei denen der Therapeut gemeinsam mit den Patienten den Meditationsraum als offenen Therapieraum betritt. Die Aufarbeitung der auftretenden Erfahrungen erfolgt anhand einer offenen, wertfreien und nicht zielorientierten Exploration (Inquiry). Im zweiten Teil der Gruppenstunden liegt der Fokus auf verhaltenstherapeutisch orientierten Therapieelementen, bei denen Handlungsrichtungen und Verhaltensänderungen angestrebt und vom Therapeuten vermittelt werden. So erfolgt bei der achtsamkeitsbasierten Rückfallprävention MBRP in Sitzung 6 eine genaue verhaltenstherapeutisch orientierte Analyse von Rückfallprozessen. Die Erarbeitung eines Notfallplans, insbesondere für Situationen mit starkem Suchtdruck, die Planung von alltäglichen Aktivitäten sowie der Aufbau eines sozialen Netzwerks sind verhaltenstherapeutisch orientierte Therapieelemente, die zusätzlich zu den weiterhin durchgeführten Achtsamkeitsübungen in den zweiten Behandlungsabschnitt integriert sind (Bowen et al. 2011, 2012, Mundle et al. 2014).

Achtsamkeit als Prävention für Therapeuten

Die Integration von Achtsamkeit in den Therapiealltag stellt nicht nur für Patienten, sondern auch für uns Therapeuten einen wichtigen Aspekt für die eigene Gesundheit dar. Achtsamkeitsübungen haben auch für Therapeuten all die gesundheitsförderlichen Wirkungen wie für Patienten, gerade im Hinblick auf die hohen Belastungen im therapeutischen Alltag und den damit verbundenen hohen Burnout-Raten bei Therapeuten. Achtsamkeitsübungen ermöglichen, eigene Schwierigkeiten im Therapiealltag besser wahrzunehmen und konstruktiv damit umzugehen. Die Fähigkeit im gegenwärtigen Moment Schwierigkeiten im Kontakt mit Patienten und damit verbundene eigene drängende Gedanken, Grübelneigungen oder andere unangenehme, teilweise belastende Emotionen bei sich selbst wahrzunehmen, ist für den therapeutischen Prozess hilfreich und erforderlich. Achtsamkeit bietet in schwierigen Situationen mit Patienten die Möglichkeit, aus eigenen Stressspiralen auszusteigen. Aus der Beobachterperspektive eigenes Erleben, Gedanken, Gefühle, auch Anspannungen im Therapiealltag wahrnehmen zu können und nicht mehr Gefangener dieser Stressspiralen zu sein, ist ein wichtiger Aspekt therapeutischer Alltagshygiene und steigert die Qualität der therapeutischen Arbeit. Außerdem fördern tägliche Achtsamkeitsübungen die eigene Präsenz, Lebendigkeit und therapeutische Wirksamkeit.

In einer randomisierten Untersuchung in einer psychosomatischen Klinik wurden die Therapeuten in zwei Gruppen randomisiert aufgeteilt (Grepmair und Nickel 2008). Die eine Gruppe praktizierte täglich Achtsamkeitsübungen, hier Zen Meditation, die andere Gruppe ging wie gewöhnlich ihrem therapeutischen Arbeitsalltag nach. Beide Gruppen führten dieselben Therapiemethoden durch, d. h. sie unterschieden sich nicht bezüglich des therapeutischen Konzeptes. Der einzige Unterschied war die tägliche Achtsamkeitspraxis. Zielparameter der Untersuchung waren die therapeutischen Erfolge auf Seiten der Patienten. In der Therapeutengruppe, die täglich Achtsamkeitsübungen durchführten, zeigten sich bessere Therapieergebnisse. Wenngleich die Untersuchung mit einigen Fragen behaftet ist, lässt dieses Resultat zumindest die Hypothese zu, dass »achtsame« Therapeuten eine höhere Präsenz in ihrer therapeutischen Arbeit aufweisen, was zu einer höheren Wirksamkeit bei der Umsetzung der therapeutischen Inhalte auf Patientenseite führt. Mit einer erhöhten Wirksamkeit der eigenen therapeutischen Arbeit ist im Regelfall auch eine höhere Arbeitszufriedenheit verbunden (Grepmair und Nickel 2008, Siegel 2012).

Achtsamkeit im historischen Kontext von Psychologie und Psychotherapie

Der amerikanische Philosoph und Psychologe William James setzte sich in seinem 1890 erschienen Werk »Principles of Psychology« mit Aspekten von Achtsamkeit auseinander (Weber 2009). Im Gegensatz zu der gängigen Meinung, dass Erfahrung eine »quasi Gegebenheit« darstelle, postuliert er, dass Erfahrung durch »selektive Aufmerksamkeit« zustande käme (James 1890 S. 402 ff):

»Sobald man über den Sachverhalt nachdenkt, wird einsichtig, wie verfehlt diese Auffassung von Erfahrung ist; setzt sie Erfahrung doch gleich mit der bloßen Gegenwart einer äußeren Ordnung für unsere Sinne. Millionen von Gegenständen dieser äußeren Ordnung sind für meine Sinne gegenwärtig, ohne dass sie jedoch dadurch zu meiner Erfahrung würden. Weshalb? Weil sie für mich nicht *von Interesse* sind. *Meine Erfahrung ist, worauf ich einwillige, meine Aufmerksamkeit zu richten.* Nur die Dinge, deren ich gewahr werde, formen meinen Geist - ohne selektives Interesse ist meine Erfahrung ein völliges Chaos. Allein Interesse gibt den Akzent und den Nachdruck, Licht und Schatten, Vordergrund und Hintergrund - in einem Wort: eine erkennbare Perspektive.«

Weiterhin führt er aus: »Jeder weiß, was Aufmerksamkeit ist. Es ist das geistige Aufgreifen, in klarer und lebhafter Weise, von einem unter mehreren gleichzeitig sich anbietenden möglichen Gegenständen oder Gedankengängen. Fokussieren und Sammlung des Bewusstseins gehören zu ihrem Wesen. Aufmerksamkeit setzt voraus, dass wir uns von einigen Dingen abwenden, um uns mit anderen umso effektiver zu befassen. Als Verfassung hat sie ihr exaktes Gegenteil in dem verwirrten, benommenen und zerfahrenen Geisteszustand, der auf Französisch *distraction* und auf Deutsch *Zerstreutheit* heißt. Wir alle kennen diesen Zustand, selbst in seinen extremen Formen.«

Auch Sigmund Freud hat sich, wenngleich östliche Philosophien ihm fremd waren, mit einzelnen Dimensionen von Achtsamkeit auseinandergesetzt (Safran 2006, Schade 2007). Der von Freud geprägte Begriff gleichschwebende Aufmerksamkeit weist Ähnlichkeiten mit dem Konzept Achtsamkeit auf (Freud 1912, S. 483 ff): »So wie man seine Aufmerksamkeit absichtlich bis zu einer gewissen Höhe anspannt, beginnt man auch absichtlich unter dem dargebotenen Materiale auszuwählen; man fixiert das eine Stück besonders scharf, eliminiert dafür ein anderes und folgt bei dieser Auswahl seinen Erwartungen oder seinen Neigungen, gerade dies aber darf man aber nicht. Folgt man bei der Auswahl seinen Erwartungen, so ist man in Gefahr, niemals etwas anderes zu finden, als was man bereits weiß.« Von Therapeuten fordert Freud als Pendant zu seiner Grundregel für Patienten, »man halte alle bewußten Einwirkungen von seiner Merkfähigkeit ferne und überlasse sich völlig seinem »unbewußten Gedächtnisse« oder rein technisch ausgedrückt: Man höre zu und kümmere sich nicht darum, ob man sich etwas merke. Aus der Perspektive der achtsamkeitsbasierten Psychotherapie können diese Grundprinzipien dahingehend interpretiert werden, dass Äußerungen von Patienten aufmerksam, offen und nicht bewertend wahrgenommen werden.

Weitere Beispiele für bekannte Psychologen oder Psychotherapeuten, die sich mit Fragestellungen und Grundprinzipien von Achtsamkeit auseinandergesetzt haben, sind u. a. Carl Gustav Jung und Erich Fromm. Carl Gustav Jung hatte sich lebenslang für östliche Psychologie interessiert und schrieb 1939 einen Kommentar zum Tibetanischen Totenbuch (Jung 1939). Erich Fromm führte einen intensiven Dialog mit dem Zen-Gelehrten D.T. Suzuki (Fromm et al. 1960).

Auch in der Gestalttherapie finden sich Elemente von Achtsamkeit. Das zentrale therapeutische Konzept des Gewahrseins fördert die Wahrnehmungs- und Kontaktfähigkeit im Hier und Jetzt. Gewahrsein als Fähigkeit, wahrzunehmen und zu akzeptieren, was aktuell an Gefühlen, Gedanken und Empfindungen vorhanden ist, ist in der Gestalttherapie Grundlage für alle Veränderungsprozesse (Perls et al. 1951, Perls 2007).

Das von Carl Rogers entwickelte Konzept der »personenbezogenen Gesprächstherapie« inkl. der klientenbezogenen Gesprächsführung beinhaltet ebenfalls Elemente von Achtsamkeit. In einer von Empathie, Authentizität, Wertschätzung und bedingungsfreiem Akzeptieren geprägten Atmosphäre wird ähnlich wie in einer Meditation ein Raum geschaffen, im dem es Patienten gelingt, eigene Lösungen und neue Wege in sich zu finden. Hauptaufgabe von Therapeuten ist es, durch ihre Präsenz Akzeptanz und Klarheit in den Patienten zu fördern. Das Ziel der Therapeuten ist es, durch »Nicht-Verändern-Wollen« Veränderungen im Patienten herbeizuführen.

Die von Eugen Gendlin, einem Schüler von Carl Rogers, entwickelte Focusing Methode geht davon aus, dass nicht der Therapeut, sondern der Patient Lösungen in sich trägt. Die Wahrnehmung von Körperempfindungen kann als eine Form innerer Achtsamkeit betrachtet werden und ermöglicht Patienten, eigene Lösungen zu finden. »Wenn Sie Focusing lernen, werden Sie entdecken, dass Ihr Körper seinen eigenen Weg und seine eigene Antwort auf viele Probleme findet. Ein Therapeut wird beim Focusing nicht benötigt« (Gendlin 2012).

Achtsamkeit im aktuellen Kontext von Psychologie und Psychotherapie

Grundsätzlich gibt es eine Vielzahl von Möglichkeiten, Achtsamkeit in den psychotherapeutischen Prozess zu integrieren (Heidenreich und Michalak 2009, Huppertz 2012). Unterschieden wird zwischen achtsamkeitsähnlichen, achtsamkeitsorientierten und achtsamkeitsbasierten Ansätzen (Heidenreich und Michalak 2014). Achtsamkeitsähnliche Ansätze bezeichnen Prinzipien in Therapieschulen, die ohne einen expliziten Bezug zu Achtsamkeit wichtige Grundhaltungen oder Therapieprinzipien von Achtsamkeit vermitteln. Typische Beispiele sind die »gleichschwebende Aufmerksamkeit« in der Psychoanalyse (Safran 2006) oder die »Hier- und Jetzt-Erfahrung« in der Gestalttherapie (Doubrawa 2006, Perls 2007). Achtsamkeitsorientierte Ansätze integrieren Achtsamkeit in einen multimodalen Behandlungsrahmen. Achtsamkeit stellt ein Behandlungsmodul unter mehreren Behandlungselementen dar. In der Regel handelt es sich um kurze Achtsamkeitsübungen, längere und ausführliche Meditationsübungen als Basis der Therapie werden nicht durchgeführt. Das Rollenverständnis des Therapeuten entspricht dem klassischen Therapieverständnis, in dem der Therapeut Experte ist und eine aktive Rolle einnimmt. Im Gegensatz hierzu sind bei achtsamkeitsbasierten Therapieansätzen längere Achtsamkeitsübungsphasen zentraler Bestandteil der Therapie. Erforderlich ist eine Übungspraxis von Patienten und Therapeuten. Das Rollenverständnis des Therapeuten steht im Spannungsfeld zwischen der klassischen Rolle des Therapeuten als aktiven Anleiter eines Veränderungsprozesses und einer neuen Rolle bei den Achtsamkeitsübungen im Sinne des »Nicht-Verändern-Wollens«.

Achtsamkeitsähnliche Ansätze sind z. B. die psychoanalytische oder psychodynamische Therapie. Die Traumdeutung als »kritiklose Selbstbeobachtung« (Freud 1900) und die gleichschwebende Aufmerksamkeit (Freud 1923) entsprechen einer nicht-wertenden Haltung achtsamkeitsbasierter Ansätze. Eine »unbedingte positive Wertschätzung«, »empathisches Verstehen« und »Kongruenz« in der humanistischen Gesprächspsychotherapie (Rogers et al. 1972) oder das Erleben im »Hier und Jetzt« in der Gestalttherapie (Perls 1951) weisen Grundzüge von Achtsamkeit und Akzeptanz auf. Trotz der Ähnlichkeiten ist es wichtig, auf Unterschiede hinzuweisen. Achtsamkeit in diesen Therapieverfahren wird fokussiert auf einzelne therapeutische Inhalte angewandt, die informelle Achtsamkeitspraxis im Alltag findet keine Anwendung. Achtsamkeit bei modernen achtsamkeitsbasierten Ansätzen stellt ein Lebensprinzip dar, welches in allen Lebenssituationen angewandt werden kann und soll. Die in der Psychoanalyse vorgenommene Bearbeitung von Tagträumen oder Konflikten mittels einer gleichschwebenden Aufmerksamkeit basiert auf einer Veränderungsabsicht. Das Prinzip der Akzeptanz von unangenehmen Emotionen als Phänomen unseres Geistes ohne diese verändern zu wollen und die Hinwendung zur Gegenwärtigkeit im Hier und Jetzt sind keine (aktiven) Bestandteile der psychodynamischen oder psychoanalytischen Therapien. Ein typisches achtsamkeitsorientiertes Therapieverfahren mit achtsamkeitsbasierten Ansätzen stellt die Dialektisch Behaviorale Therapie (DBT) (Linehan 2006, Bohus und Wolf-Arehult 2013) dar. In der DBT werden Achtsamkeitsfertigkeiten und ein theoretischer Rahmen von Achtsamkeit vermittelt, ohne dass Achtsamkeit einen zentralen Stellenwert wie etwa bei MBSR, MBCT oder MBRP hat. Zentrales Element von DBT sind verhaltenstherapeutische Interventionen. Achtsamkeitsübungen ergänzen und unterstützen diese Verhaltensmodifikationen und werden als Fertigkeiten, insbesondere in Krisensituationen zur Stresstoleranz, Emotionsregulation und Verbesserung von zwischenmenschlichen Fertigkeiten eingesetzt. Die nicht-wertende Grundhaltung entspricht dem Grundverständnis achtsamkeitsbasierter Verfahren.

Aktuelle Ansätze achtsamkeitsbasierter Psychotherapie

Stressreduktion durch Achtsamkeit (Minfulness-Based Stress Reduction – MBSR)

Das in den 1970er Jahren von Jon Kabat-Zinn an der Universitätsklinik in Worcester, MA (USA) entwickelte Programm »Stressreduktion durch Achtsamkeit« (Kabat-Zinn 1990, 2001) stellt den Beginn der Entwicklung und Integration achtsamkeitsbasierter Ansätze in der westlichen Psychotherapie und Medizin dar. Kabat-Zinn hat in diesem Programm zentrale Elemente der buddhistischen Vipassana Meditation ohne den traditionellen buddhistischen Überbau in ein westlich geprägtes Trainingsprogramm übertragen. Hierdurch wurde es möglich, dass östliche Meditationspraktiken für ein breites westliches Publikum, auch für Vertreter helfender Berufe und das westliche Medizinsystem zugänglich wurden. Mittlerweile wird das Stressreduktionsprogramm MBSR weltweit mehr oder weniger flächendeckend in Kliniken, Gesundheitszentren und vielen öffentlichen Einrichtungen als Präventionsprogramm angeboten. Zahlreiche internationale Studien konnten die gesundheitsfördernde, stressreduzierende sowie die Lebensqualität steigernde Wirkung bei unterschiedlichsten Erkrankungen und in unterschiedlichsten sozialen, auch beruflichen Kontexten nachweisen (Bohus 2012, Chiesa und Serreti 2009, Gu et al. 2015, Khoury et al. 2015).

Das Training besteht aus einem 8 Wochen-Programm, in dem Elemente der Vipassanameditation, der Zenmeditation und des Yoga mit verhaltenstherapeutisch orientierten westlichen Stresspräventionselementen kombiniert werden. Aufgrund der hohen Akzeptanz und Wirksamkeit wird das MBSR-Programm auch bei vielen körperlichen Erkrankungen angewandt.

Für bestimmte psychische Erkrankungen, z. B. Depression und Abhängigkeitserkrankungen, wurden spezifische Achtsamkeitstherapien auf der Basis des MBSR-Programms entwickelt. Die achtsamkeitsbasierte Kognitive Therapie MBCT (Segal et al. 2012) und die achtsamkeitsbasierte Rückfallprävention bei Abhängigkeitserkrankungen MBRP (Bowen et al. 2012) stellen Weiterentwicklungen des MBSR-Programms dar, bei denen die Grundübungen des MBSR-Trainings um für diese Krankheitsbilder spezifische, verhaltenstherapeutisch orientierte Techniken ergänzt wurden. Hierdurch wurde die Anwendung der Achtsamkeitspraxis auch bei spezifischen psychischen Erkrankungen ermöglicht.

Achtsamkeitsbasierte Kognitive Therapie der Depression (Mindfulness-Based Cognitive Therapy, MBCT)

Auf der Basis der achtsamkeitsbasierten Stressreduktion (Mindfulness-Based Stress Reduction, MBSR) wurde von Segal et al. (2012) das achtwöchige Gruppenprogramm »Die Achtsamkeitsbasierte Kognitive Therapie der Depression (MBCT): Ein neuer Ansatz zur Rückfallprävention« entwickelt. Zentrale Behandlungselemente sind formelle und informelle Achtsamkeitsübungen, die durch depressionsspezifische kognitiv-verhaltenstherapeutische Elemente ergänzt werden. Im Gegensatz zu klassischen kognitiv verhaltenstherapeutischen Verfahren ist das primäre Ziel der achtsamkeitsbasierten kognitiven Therapie nicht eine aktive Verhaltensänderung oder Modifikation von Verhaltensmustern, sondern eine Änderung der Grundhaltung und Beziehung gegenüber der eigenen depressiven Erkrankung. Durch die Praxis der Achtsamkeit erlernen die Patienten, sich von ihren depressiven Stimmungen, Gedanken oder Erinnerungen zu distanzieren und Zugang zu ihrer eigenen Lebendigkeit zu finden. Die Fähigkeit, wieder in Kontakt mit dem gegenwärtigen Moment zu treten ermöglicht, sich von depressiven »Phänomen« zu lösen. Diese werden als mentale Ereignisse aus der Beobachterposition betrachtet, ohne sich mit ihnen zu identifizieren. Die Entwicklung einer derartigen akzeptierenden und offenen Grundhaltung gegenüber auftretenden depressiven Inhalten ist zentrales Thema der achtsamkeitsbasierten kognitiven Therapie.

Wie bei der achtsamkeitsbasierten Stressreduktion MBSR wird Achtsamkeit mittels formaler und informeller Übungen erlernt. Formale Übungen sind z. B. Body-Scan, Atemmeditation oder Yogaübungen. Der Body Scan stellt eine Reise durch den Körper dar. Einzelne Körperteile werden Schritt für Schritt mit all ihren Empfindungen, die im gegenwärtigen Moment vorhanden sind, wahrgenommen. Die Patienten üben ihre Aufmerksamkeit, im Hier und Jetzt auf einzelne Körperteile zu lenken. Körperempfindungen werden aus der Beobachterposition so gut es geht in einer offenen, nicht bewertenden und akzeptierenden Grundhaltung wahrgenommen. Bei der Atemmeditation wird die Aufmerksamkeit bewusst auf den Atem gelenkt. Ablenkungen der Aufmerksamkeit auf Gedanken, Erinnerungen oder sonstige Empfindungen werden offen und nicht-bewertend wahrgenommen und die Aufmerksamkeit wieder auf den Atem gelenkt. Bei der Atemübung wird schnell deutlich, wie schwierig es ist, die eigene Aufmerksamkeit für eine längere Zeit auf einen Fokus zu richten. Der Natur unserer Aufmerksamkeit entspricht es, sich rasch von unterschiedlichsten Eindrücken ablenken zu lassen. Ziel der Atemübung ist es daher, unsere Aufmerksamkeit zu trainieren und unsere Fähigkeit zu stärken, sich bewusst *einer* Sache, in dieser Übung dem Atem, zuzuwenden und die Aufmerksamkeit beim Atem halten zu können. Gerade bei Depressionen wird die Aufmerksamkeit von depressiven Stimmungen oder Erinnerungen abgelenkt und vereinnahmt. Ohne es bewusst zu bemerken, liegt der Fokus nicht mehr beim Atem, sondern bei depressiven Gedanken und Gefühlen. Die Fähigkeit, dies wahrzunehmen und sich von den depressiven Gedankenspiralen lösen und auf den gegenwärtigen Moment lenken zu können, stellt einen wichtigen Weg aus der Depression dar.

Informelle Achtsamkeitsübungen fördern die Fähigkeit, sich im Alltag bewusst Aktivitäten zuwenden zu können. Typische Beispiele sind Zähneputzen, Duschen, Essen oder die aktive Gestaltung von Pausen bei der Arbeit. Die bewusste Lenkung unserer Aufmerksamkeit ist auch Voraussetzung dafür, sich angenehm erlebten Dingen im Alltag zuwenden zu können.

Das MBCT-Programm ist manualisiert und lässt sich grundsätzlich in zwei Abschnitte unterteilen. In den Sitzungen 1–4 liegt der primäre Focus auf dem Üben und Erlernen von Achtsamkeit. Erforderlich hierfür ist eine tägliche Übungspraxis zu Hause. Hierdurch wird es Patienten ermöglicht, eigene Erfahrungen, auch Schwierigkeiten mit Achtsamkeitsübungen, zu sammeln, die im Rahmen der Gruppenstunden mit den Mitpatienten und Therapeuten besprochen werden. Im zweiten Abschnitt des Programms in den Sitzungen 5–8 wird ein neuer, achtsamer Umgang mit automatisierten Gedanken und depressiven Grübelschleifen erlernt. Ziel dieser Sitzungen ist es, eine innere Distanz zu diesem Erleben aufzubauen und eigene depressive Anteile beobachten und als Phänomene unseres Geistes wahrnehmen zu können. Notwendig hierfür ist eine eigene Beobachterposition und eine innere Verankerung, z. B. über den Atem. Im Gegensatz zu anderen Depressionstherapien geht es nicht um die Verhinderung oder aktive Veränderung, sondern um einen achtsamen Umgang mit depressivem Erleben. Ein achtsamer Umgang mit depressivem Erleben ermöglicht eine innere Distanzierung von diesen Inhalten und eine bewusste Fokussierung auf das Erleben im Hier und Jetzt. Indirekt wird auch die bewusste Umsetzung von angenehmen Aktivitäten unterstützt, jedoch ohne die Erwartung, dass die eigenen depressiven Anteile nicht mehr vorhanden sind.

Wissenschaftliche Untersuchungen belegen die Wirksamkeit der achtsamkeitsbasierten kognitiven Therapie bei depressiven Patienten, die nicht akut depressiv sind und mindestens zwei depressive Phasen in der Vorgeschichte aufweisen (Teasdale et al. 2000, 2002, Godfrin und van Heeringen 2010, Piet und Hoogaard 2011). Neuere Untersuchungen weisen darauf hin, dass MBCT genauso wirksam in der Rückfallprophylaxe von Depressionen wie Antidepressiva ist (Segal et al. 2010).

Mittlerweile wurden auf der Basis von MBSR und MBCT adaptierte achtsamkeitsbasierte Programme für viele weitere Zielgruppen entwickelt, z. B. für Menschen mit Angststörungen (Orsillo et al. 2005), Zwangsstörungen (Didonna 2009), Persönlichkeitsstörungen (Rizvi et al 2009, Van Vreeswijk et al. 2009), Essstörungen (Wanden-Berghe et al. 2010), ADHD (Zylowska et al. 2012), Krebs (Carlson und Speca 2013, Bartley 2016, Zhang et al. 2016) oder auch für unterschiedliche Altersgruppen von Kindern und Jugendlichen (Biegel et al. 2009, Baer 2015) bis hin zu Älteren (McBee 2008).

Die Akzeptanz und Commitment-Therapie ACT

Die Akzeptanz und Commitment-Therapie ist ein störungsübergreifender Therapieansatz, bei dem die Vermittlung von Achtsamkeit und Akzeptanz sowie die Bewusstwerdung und Umsetzung von persönlichen Werten und Lebenszielen im Vordergrund stehen (Hayes et al. 1999). Die Basis von ACT bildet die Bezugsrahmentheorie (»Relational Frame Theory RFT«), die sich mit Sprache, Kognition und Verhaltensflexibilität beschäftigt. Nach dieser Theorie entsteht psychisches Leiden nicht durch negative Emotionen oder Kognitionen, sondern durch Einengung psychischer Flexibilität und innerer Freiheit. Die menschliche Fähigkeit, durch Sprache abstrahieren zu können, bietet nicht nur Vorteile, sondern birgt auch die Gefahr, dass die Abstraktionsfähigkeit flexibles, ergebnisoffenes Verhalten verhindert. Der Versuch, weitere unangenehme Erfahrungen kontrollieren und verhindern zu können, führt nicht zu einer Verhinderung von Leiden, sondern ist paradoxerweise Ursache von

Leiden.» ... jede Maßnahme, subjektives Leiden absichtsvoll zu reduzieren, bringt diese Maßnahme in eine Beziehung mit dem Leiden. Das führt zu der natürlichen Paradoxie, dass der Versuch, es zu beseitigen, das Leiden aufrechterhält und seine Bedeutsamkeit erhöht« (Sonntag 2004, 2015). Aus diesem Grundverständnis heraus ist das therapeutische Ziel der ACT Therapie nicht die Beseitigung, sondern die Annahme und Akzeptanz von Leiden. Gelingt es, den Kampf gegen das eigene Leiden aufzugeben, entsteht eine neue Form innerer Freiheit und Flexibilität.

In der Akzeptanz und Commitment Therapie werden folgende sechs Dimensionen in Form eines Hexaflex definiert, die psychische Flexibilität und damit psychisches Wohlbefinden und Gesundheit fördern sollen: Akzeptanz, kognitive Defusion, Achtsamkeit, Selbst als Kontext, persönliche Werte, engagiert handeln (Eifert 2011).

Achtsamkeit und Akzeptanz von unangenehmen Erfahrungen und Erleben stellen den ersten wichtigen Behandlungsschritt der ACT-Therapie dar. Vor einer Verhaltensänderung ist eine achtsame Akzeptanz von Problemsituationen mit all den dazugehörigen Gedanken, Gefühlen und Empfindungen notwendig. Gerade bei Situationen, die nicht kontrolliert werden konnten und zu unangenehmen und bedrohlichen Erfahrungen von Hilflosigkeit und Ohnmacht geführt haben, sind Achtsamkeit und Akzeptanz hilfreiche und notwendige Alternativen. In dieser ersten Phase wird den Patienten anhand von praktischen Übungen verdeutlicht, dass viele Situationen nicht kontrollierbar sind und vergebliche Versuche von Kontrolle zur Einengung unseres Blickfeldes und unserer Verhaltensmuster und zu Leiden führen. Die Übung der chinesischen Fingerfalle soll verdeutlichen, dass Druck Gegendruck erzeugt, während die Fähigkeit, anzunehmen und loszulassen, Anspannung pardoxerweise lösen kann.

Kognitive Defusion ermöglicht Patienten in einem weiteren Behandlungsschritt eine innere Distanz zu eigenen Gedanken und Glaubenssätzen aufzubauen. Anhand von praktischen Übungen wird verdeutlicht, wie Sprache zu Missverständnissen und Verstrickungen führen kann. Über Jahre erlernte Glaubenssätze können gerade in

Krisensituationen dazu führen, dass alternatives Verhalten ausgeschlossen wird. Folge ist eine Einengung der Verhaltensoptionen und von psychischer Flexibilität.

In dem Behandlungsabschnitt Selbst als Kontext werden Aspekte des eigenen »konzeptualisierten« Selbst herausgearbeitet und auf ihre Sinnhaftigkeit im aktuellen Kontext überprüft. Eigene Glaubenssätze (»Ich kann das nicht, ich bin ein Versager«) werden kritisch hinterfragt. Die Fähigkeit zur kognitiven Defusion, d. h. eine innere Distanz zu Glaubenssätzen aufzubauen, ist ein wichtiger Therapiebaustein, da mittels kognitiver Defusion Fehlannahmen und Verstrickungen im Selbst erkannt und gelöst werden können. Wenn wir alle Gedanken und Bilder über unser Selbst wörtlich nehmen und als Realität ansehen, was bei psychischen Erkrankungen der Fall ist, wird unser Blickwinkel auf unser Selbst und vor allem auf die Welt stark eingeschränkt. Durch die therapeutische Arbeit an dem von uns selbst kontextualisierten Selbst werden neue Blickwinkel und neue Verhaltensmuster möglich, alte starre kontextualisierte Selbstbilder lösen sich. Achtsamkeit und die Fähigkeit, sich selbst aus der Beobachterposition betrachten zu können, sind in Veränderungsprozess des eigenen Selbstkonzeptes hilfreich und notwendig. Wie bei anderen achtsamkeitsbasierten Therapieverfahren geht es bei der therapeutischen Arbeit von ACT nicht um die Beseitigung von dysfunktionalen Selbstkonzepten. Während die klassische Verhaltenstherapie den Versuch unternehmen würde, dysfunktionale Selbstkonzepte zu verändern, versucht ACT eine neue Perspektive einzunehmen und sich anderen, hilfreichen Anteilen seines Selbst zuzuwenden. In diesem Kontext geht es bei ACT auch nicht um die Beseitigung einer Störung, sondern um den Aufbau hilfreichen, sinnvollen und den eigenen Lebenszielen entsprechenden Verhaltens.

Werte und Lebensziele sind Behandlungsschwerpunkte der beiden letzten Dimensionen »persönliche Werte« und »engagiert handeln«. Die Klärung von eigenen Werten und Lebenszielen ist ein zentraler Baustein der ACT-Therapie. Gerade bei psychischem Leiden ist davon auszugehen, dass persönliche Werte und Lebensziele im alltäglichen Leben verloren gehen und eigene Handlungen, ob im Alltag, einer Beziehung oder im Beruf konträr zu eigenen Werten und Lebenszielen stehen. In der Hektik der heutigen Zeit und bei dem Überangebot an Ideen, Wünschen und Leitbildern, die uns von außen über Medien, Werbung oder andere moderne Kommunikationsmittel präsentiert werden, haben viele Menschen den Bezug zu ihren eignen inneren Werten und Lebenszielen verloren. Anhand von konkreten Übungen, z. B. dem Wertekompass, werden mit Patienten ihre eigenen, intrinsischen Werte und Lebensziele herausgearbeitet. Nach der Benennung der Werte erfolgt eine detaillierte und konkrete Planung von Umsetzungsmöglichen der eigenen Wertvorstellungen und Lebensziele im Alltag. Werte und Lebensziele werden als konkrete Schritte formuliert, die im Alltag erreichbar sind. Von zentraler Bedeutung ist auch die Herausarbeitung möglicher innerer Barrieren und Stolpersteine, die bei der Umsetzung im Wege stehen können. Auch hier geht es bei der ACT-Therapie nicht darum, diese Stolpersteine zu beseitigen, sondern Wege zu finden, mit den Stolpersteinen seine Ziele erreichen zu können. Ein Beispiel für eine innere Barriere ist der eigene innere Kritiker, der sich bei jeder Veränderung meldet. Bei ACT wird nicht der Versuch unternommen, die Stimme des inneren Kritikers zu unterbinden. Im Gegenteil, wann immer der innere Kritiker auftaucht, wird er wie ein innerer Begleiter freundlich begrüßt. Entscheidend ist, dass der eingeschlagene Weg fortgesetzt wird und dass die Patienten ihre Handlungen nicht nach dem inneren Kritiker ausrichten. Wie bei einer Achtsamkeitsübung wird die Stimme als Gedanke wahrgenommen, ohne dass wir selbst zum inneren Kritiker werden. Der innere Kritiker wird als eine Art »Papagei« betrachtet, der sich immer wieder mit immer denselben Phrasen und Sätzen meldet. Der innere Kritiker soll nicht kontrolliert werden oder verstummen. Wichtig ist, dass der eigene Weg fortgesetzt wird und der innere Kritiker bei diesem Weg nicht die Steuerung übernimmt. Je stärker gegen den inneren Kritiker angekämpft wird, desto mehr Beachtung findet dieser und desto einflussreicher wird er. Akzeptanz und Mitgefühl gegenüber unserem eigenen inneren Kritiker, unseren eigenen Stolpersteinen und Blockaden in unserem

Selbst sind hilfreiche Möglichkeiten, Hindernissen auf unserem Weg zu begegnen und vor allem den Weg entsprechend eigener Werte und Lebensziele fortzusetzen. Wissenschaftliche Studien zum Nachweis der Wirksamkeit der Akzeptanz und Commitment-Therapie wurden frühzeitig durchgeführt. Mittlerweile gibt es eine Vielzahl von Studien mit unterschiedlichsten Störungsbildern, von psychischen Erkrankungen wie Angsterkrankungen oder Depressionen bis hin zu körperlichen Erkrankungen (Powers et al. 2009, Öst 2014). Paradoxerweise führt die Akzeptanz und Commitment-Therapie zu einer Symptomreduktion bei Patienten, auch wenn diese nicht der zentrale Inhalt der ACT-Therapie ist. Primäres Ziel der ACT-Therapie ist der Aufbau eines werteorientierten, sinnerfüllten Lebens als Basis für psychische und seelische Gesundheit.

Grenzen von Achtsamkeit in der Psychotherapie

Die westlich geprägte Umsetzung von Achtsamkeit in achtsamkeitsbasierten Verfahren beinhaltet Schwierigkeiten und Grenzen. Berechtigterweise stellt sich die Frage, inwiefern das Verständnis von Achtsamkeit in der buddhistischen Philosophie in den heutigen achtsamkeitsbasierten Verfahren in der Breite und Tiefe umgesetzt wird (Grossmann 2008). Aus Sicht der buddhistischen Philosophie ist die heutige Sichtweise und Definition von Achtsamkeit und Meditation eingeengt auf konzentrative und »lösungsorientierte« Aspekte von Achtsamkeit, die in der ganzheitlichen Betrachtung buddhistischer Philosophie sogar eine »verfehlte« Achtsamkeit als Einengung auf konzentrative Aspekte darstellt (Weber 2009). In der Einleitungsrede der langen Sammlung der Reden des Pali Kanons werden die Verwechslung von endgültiger Befreiung mit den vorübergehend befreienden Achtsamkeitsübungen erwähnt (Gruber 2011). Die »Selbst und mein«-Sicht einer auf rein konzentrative Aspekte eingeengten Form von Achtsamkeit wird als eine der primär »verfehlten Ansichten« beschrieben, die selbst zu Leiden führen kann. Achtsamkeit im ganzheitlichen Verständnis der buddhistischen Philosophie soll die Illusion von »Selbst« und »Objekt« auflösen. Durch das Gewahrwerden aller Empfindungen und das Sehen ihrer fließenden Natur wird es möglich, innere Zwänge wie Gier, Hass, Neid, Eifersucht oder Stolz, die in ihrer Natur auf äußere Objekte fixiert sind, loszulassen. Prozesse können in ihrer wahren Natur ohne die Brille unseres Selbst erkannt werden. »Die Achtsamkeit ist wie ein helles Licht, das auf einen Prozess geworfen wird, womit ihn die natürliche Weisheit sieht, wie er wirklich ist« (Dhammaviranatha). Westlich geprägte achtsamkeitsbasierte Therapieverfahren fokussieren primär auf eine achtsame Wahrnehmung des Konzepts von Selbst und damit verbundenen psychischen Einschränkungen oder Erkrankungen. Die Auflösung von »Selbst« und »Objekt« ist nicht Bestandteil westlicher Psychotherapie. Bei psychischen Erkrankungen wie Traumafolgestörungen oder Persönlichkeitsstörungen, aber auch bei Depressionen, Abhängigkeitserkrankungen oder Psychosen kann das Thema Nondualität eher eine »Nebenwirkung« oder Kontraindikation darstellen. Die Auflösung des Selbst kann im therapeutischen Prozess zu Ängsten und psychischen Dekompensationen führen, die vom Therapeuten ohne tiefe Kenntnis der Phänomene der Nondualität oder des »Nicht-Selbst« nur schwer in den therapeutischen Prozess integriert werden können. Das Auftreten von »Nebenwirkungen« bezieht sich im Regelfall auf Erfahrungen aus längeren, mehrtägigen Intensivtrainings, z. B. Schweigeretreats, bei denen psychische Dekompensationen im Sinne von ausgeprägten Angstzuständen oder bedingt durch die Auflösung von Ichgrenzen psychotische Dekompensationen auftreten können. Psychische Dekompensationen im Rahmen von achtsamkeitsbasierten Psychotherapieverfahren mit ein oder zwei einstündigen ambulanten Sitzungen pro Woche sind die Ausnahme (Bohus und Wolf 2012).

Ein häufiges Missverständnis bei der Anwendung von Achtsamkeitsübungen, welches insbesondere zu Beginn der Übungspraxis auftritt, ist die Erwartung, dass Achtsamkeit zu Entspannung und Wohlbefinden führt. In diesem Verständnis können Achtsamkeitsübungen als Möglichkeit genutzt werden, um unangenehme und schmerzliche Erfahrungen abzuspalten und zu verdrängen. Die Fokussierung auf den Atem und das Vorbeiziehen-lassen von Gedanken, Gefühlen und Körperempfindungen kann in diesem Sinne missverstanden werden. Aufgabe von Therapeuten ist es, diese Erwartungshaltung gemeinsam mit den Patienten »nicht-bewertend« zu benennen und die Patienten an die Wahrnehmung von unangenehmen Gefühlen oder Schmerzen heranzuführen.

Grenzen bei der Anwendung von Achtsamkeit im therapeutischen Kontext gibt es auch aufgrund des Rollenverständnisses vieler Therapeuten. Die Aufgabe der aktiven Rolle im Rahmen achtsamkeitsbasierter Therapieverfahren steht im Widerspruch zu dem traditionellen Therapieverständnis, aktiv Veränderungen zu erarbeiten (Weiss und Harrer 2010). Sich auf einen offenen Prozess im Rahmen von Achtsamkeitsübungen und Meditation einzulassen, in dem der Therapeut während der Übung seine Expertenrolle ablegt und sich gemeinsam mit den Patienten in einen offenen Raum begibt, in dem Nähe und Intimität entstehen können und der Therapeut aufgrund seiner persönlichen Erfahrung Modellfunktion übernimmt, erfordert ein hohes Maß an Souveränität und Flexibilität. Häufig werden daher Achtsamkeitsübungen nicht im Sinne einer achtsamkeits*basierten* Psychotherapie, sondern im Sinne einer achtsamkeits*orientierten* Psychotherapie angewandt (Heidenreich und Michalak 2014). Im Gegensatz zu der achtsamkeitsbasierten Psychotherapie stellen bei einer achtsamkeitsorientieren Anwendung die Achtsamkeitsübungen eine Ergänzung zur klassischen Psychotherapie dar. Das Rollenverständnis des Therapeuten entspricht hierbei dem klassischen, aktiven Therapeutenmodell. Eine Rollenkonfusion auf Seiten des Therapeuten ist nicht gegeben.

Achtsamkeit als achtsamkeitsorientierte Anwendung ist heute integraler Bestandteil moderner Psychotherapieverfahren (Heidenreich und Michalak 2014, Reddemann 2010). Zusätzlich zu den klassischen Therapiemethoden der Psychotherapie werden Achtsamkeitsübungen ergänzend durchgeführt. Achtsamkeit als achtsamkeitsbasiertes Verfahren, d. h. Achtsamkeit und Meditation bilden die

Tab. 3.1: Vergleich achtsamkeitsorientierte vs. achtsamkeitsbasierte Psychotherapie

Achtsamkeitsorientiert	Achtsamkeitsbasiert
Klassische Psychotherapie »Heimat« des Therapeuten	Achtsamkeit als Grundhaltung und »Heimat« des Therapeuten
Therapeut Experte	Aufgabe der »aktiven« Expertenrolle
Achtsamkeit ergänzende Methode und Technik	Verändern durch »Nicht-Verändern-Wollen«
Klassisches Rollenverständnis des »aktiven« Therapeuten	Gemeinsamer Raum von Patient und Therapeut
	Tägliche Übungspraxis von Patient und Therapeut

Grundlage von Psychotherapie, in der Patient und Therapeut sich gemeinsam auf einen offenen und intensiven Übungsprozess einlassen, stellt heute immer noch die Ausnahme dar. Notwendig hierfür ist nicht nur die Bereitschaft des Patienten, sondern auch der Therapeuten, den Übungsweg der Achtsamkeit zu gehen und sich auf neue, in der Übung »nicht-kontrollierbare« Erfahrungen und einen gemeinsamen »Therapeut-Patienten-Raum« einzulassen. In diesem Raum löst sich die Rolle des Therapeuten als reinem Experten zunehmend auf. Die Fähigkeit, sich als Person mit all ihren unterschiedlichen Persönlichkeitsanteilen einzulassen, ist notwendig.

4

Achtsamkeitsbasierte Rückfallprävention bei Substanzabhängigkeit – das MBRP-Programm

»There is a crack in everything, that's how the light gets in«
(»Alles hat einen Riss, so kommt das Licht herein«)
Leonhard Cohen, »Anthem«

Das Behandlungsprogramm »Achtsamkeitsbasierte Rückfallprävention bei Substanzabhängigkeit – MBRP« (mindfulness-based relapse prevention) (Bowen et al. 2011) vereint Achtsamkeitsübungen mit kognitiv-verhaltenstherapeutischen Fertigkeiten und Techniken, die auf der traditionellen Rückfallpräventionstherapie basieren (Marlatt und Gordon 1985, Mundle et al. 2014). Die achtsamkeitsbasierte Rückfallprävention MBRP ist eine standardisierte 8-wöchige Nachsorgebehandlung, die weitestgehend auf der Struktur und dem Inhalt des achtsamkeitsbasierten Stressreduktionsprogramms (mindfulness-based stress reduction MBSR) (Kabat-Zinn 1990) sowie der achtsamkeitsbasierten kognitiven Therapie bei Depressionen (minfulness-based cognitive therapy MBCT) aufbaut (Segal et al. 2012). Ähnlich wie bei diesen Programmen ist die Grundlage der Behandlung die Achtsamkeitsmeditation. Achtsamkeitsübungen sind zentraler Bestandteil jeder Sitzung und die Teilnehmer werden bereits in der ersten Woche gebeten, Meditation in ihr tägliches Leben zu integrieren. Ein zentrales Ziel von MBRP ist die Entwicklung der Fähigkeit, »direkte Erfahrungen«, d. h. unmittelbare Körperempfindungen, Gedanken oder Emotionen wahrzunehmen und diese von darauffolgenden Reaktionen, z. B. Erinnerungen, Bewertungen oder reaktiven Verhaltensimpulsen, unterscheiden zu können. Die Mehrzahl der Übungen fokussieren darauf, im »Hier und Jetzt« der Erfahrung zu verbleiben, anstelle reaktiven Verhaltensimpulsen zu folgen. Diese Fähigkeit wird während der Sitzungen durch »formale« Achtsamkeitsübungen und außerhalb der Sitzungen im Alltag durch informelle Übungen erlernt.

Von den Autoren des Programms wird die Achtsamkeitspraxis als Grundlage für das Verfahren wie folgt beschrieben: »Wir wollten keine kognitiv-behaviorale Therapie mit Achtsamkeitsübungen entwickeln, sondern einen Therapieansatz, der in der Praxis der Achtsamkeit verankert ist und bei dem die für die Rückfallprävention erforderlichen Bewältigungsfertigkeiten in einer mit dem Achtsamkeitskonzept übereinstimmenden Form vorgestellt und eingeübt werden« (Bowen et al. 2012).

Entwicklung des Verfahrens

Rückfälle stellen die zentrale Herausforderung bei Abhängigkeitserkrankungen dar. Die Rückfallraten bei Abhängigkeitserkrankungen liegen unabhängig von der Substanz Alkohol, Tabak, Drogen bei über 50 %. Marlatt und Gordon (1985) haben mit ihrem neuen Ansatz im Umgang mit Rückfällen einen Paradigmenwechsel in der Suchtbehandlung herbeigeführt. Zuvor wurden Rückfälle als mangelnde Motivation und Verleugnung betrachtet und führten häufig zu einer Beendigung der Therapie (vgl. z. B. Miller 1985). Im Gegensatz hierzu postulierte das Rückfallmodell von Marlatt und Gordon (1985), dass Rückfälle Teil des therapeutischen Prozesses bei Entwöhnungsbehandlungen sind und eher die Regel als die Ausnahme darstellen. Rückfälle waren in ihrem neuen Modell kein Grund für einen Ausschluss aus der Therapie, sondern zentrale Bestandteile der Therapie, die eine neue Form des Umgangs mit Craving oder Rückfällen als integralen Bestandteil der Therapie ermöglichten.

Das Behandlungsprinzip von Achtsamkeit war in diesem Modell nicht als direktes Therapieprinzip integriert – allerdings waren Grundprinzipien von Achtsamkeit im Sinne der Akzeptanz und Annahme schon damals implizit vorhanden:

»Im Kern gehörte das Paradigma der Achtsamkeit (engl. mindfulness) schon immer zu Marlatt's Ansätzen zur Rückfallprävention. So beschreibt er beispielsweise bereits in seinem Klassiker zur Rückfallprävention 1985 das innerlich gelassene, akzeptierende Annehmen als geeignete Bewältigungsstrategie, bis ein situativ ausgelöstes Suchtmittelverlangen von selbst wieder abgeklungen ist (sog. urge surfing) und empfiehlt in diesem Zusammenhang ein regelmäßiges Achtsamkeitstraining als eine günstige Lebensstiländerung zur Aufrechterhaltung von Suchtmittelabstinenz« (Lindenmeyer und Mundle, 2012, S. 11 ff).

Das Rückfallmodell der achtsamkeitsbasierten Rückfallprävention

Rückfälle im Modell der achtsamkeitsbasierten Rückfallprävention sind Folge einer nicht achtsamen Wahrnehmung von Auslösern, Triggern und Suchtdruck (▶ Abb. 4.2). Einzelne innere und äußere Auslöser bzw. Trigger lösen verschiedene Reaktionen auf gedanklicher, körperlicher und emotionaler Ebene aus. Diese führen im »Autopilotenmodus« der Sucht zur Überzeugung, dass diese Gedanken die einzige Handlungsoption darstellen und nicht überwindbar sind. Eine erneute Substanzeinnahme wird durch diese Gedanken gebahnt, Gedankenmuster verfestigen und wiederholen sich. Im Gegensatz dazu ermöglicht Achtsamkeit, diese Gedanken als Gedanken wahrzunehmen, eine innere Distanz zu diesen Gedanken aufzubauen und bewusst Handlungsalternativen zu entwickeln. Eine achtsame Haltung ermöglicht es, sich Auslösern (»Triggern«) für Craving und Substanzkonsum und darauffolgende automatisierte Gedankenmuster aus der Beobachterposition bewusst wahrzunehmen und zu durchbrechen, indem andere Verhaltensalternativen gewählt werden. Achtsamkeit führt außerdem zu einer Verbesserung der Emotionsregulation. Mittels einer achtsamen Haltung gelingt es besser, negative Gedanken und Gefühlsspiralen zu identifizieren und aus ihnen auszusteigen.

Achtsamkeit als Basis der Rückfallprävention

Achtsamkeitsübungen in der achtsamkeitsbasierten Rückfallprävention MBRP fördern die bewusste und frühzeitige Wahrnehmung des für Abhängigkeiten charakteristischen Ablaufs von Auslösern (Mundle 2009). Durch das frühzeitige Erkennen von automatisierten kognitiven Mustern und Reaktionen verbessern Betroffene ihre Fähigkeit, diesen Impulsen nicht folgen zu müssen und Rückfälle zu vermeiden. Suchtmittelverlangen und Impulse, Alkohol zu konsumieren, können mittels Achtsamkeit beobachtet werden, ohne darauf reagieren zu müssen. Eine achtsame Grundhaltung ermöglicht, Suchtdruck innerlich distanziert zu beobachten, ohne »Gefangener« dieser Impulse zu sein. Eine achtsame Grundhaltung, zu der die Akzeptanz von Suchtdruck und Craving gehören, ermöglicht, Suchtdruck als vorübergehendes Phänomen zu akzeptieren. Auf der Basis der Akzeptanz ist ein veränderter Blick aus der Beobachterposition möglich, neue Lösungswege im Umgang mit Suchtdruck können in Achtsamkeitsübungen entdeckt werden (Mundle 2015). Suchtdruck muss nicht mehr in einen Substanzkonsum münden, sondern kann als momentane Reaktion und Erfahrung auf Auslöser verstanden werden. Es geht dabei nicht darum, Suchtdruck zu beenden, sondern Suchtdruck als eine sich verändernde Erfahrung wahrzunehmen und zu akzeptieren (Marlatt et al. 2004). Dieses Grundprinzip wird von Marlatt als »urge surfing« bezeichnet. Suchtdruck ist dabei wie eine Welle, die sich verändert und von alleine »im Sande« verläuft. Das therapeutische Ziel bei der achtsamkeitsbasierten Rückfallprävention ist also nicht, Craving zu beenden oder nie wieder Craving zu haben. Suchtdruck und Craving sind Phänome von Abhängigkeitserkrankungen, deren Auftreten, Veränderungen und Verschwinden aktiv und achtsam beobachtet werden können. »Nicht dem Drang nachgeben, schwächt auf der anderen Seite die Suchtkonditionierung und stärkt Akzeptanz und Selbstwirksamkeitserwartung« (Marlatt 2003). Achtsamkeit kann in diesem Zusammenhang als eine metakognitive Fähigkeit bezeichnet werden (»metacognitive awareness«, Teasdale et al. 2002), die es ermöglicht, Gedanken oder auch Suchtdruck aus einer Beobachterposition heraus zu betrachten, ohne sich mit diesen zu identifizieren (»Ich erlebe Suchtdruck und kann diesen beobachten« als Alternative zur direkten Identifikation mit dem Gedanken »Ich habe Suchtdruck und brauche jetzt Alkohol«).

Die achtsamkeitsbasierte Rückfallprävention MBRP beinhaltet neben den Achtsamkeitsübungen weiterhin lerntheoretische Analysen und kognitiv-behaviorale Suchtmodelle (Heidenreich et al. 2006, 2013; Mundle und Kienast 2014). Bei der Entwicklung einer Abhängigkeit kommt es zu einer »Suchtkonditionierung«. Die Einnahme von psychotropen Suchtmitteln (z. B. Alkohol) führt in Kombination mit internalen und externalen Reizen zu entsprechenden Konditionierungsprozessen. Wird Alkohol wiederholt in Situationen, die mit Stress, Unruhe oder Nervosität verbunden sind, konsumiert, entsteht eine Konditionierung von Alkoholkonsum mit Entspannung bei Stress, Unruhe und Nervosität. Wird Alkohol an bestimmten Orten konsumiert, z. B. in einer Gaststätte, erfolgt zusätzlich eine Konditionierung mit diesem Ort. Im Verlauf einer Abhängigkeitserkrankung können durch die Konditionierung einzelne dieser Reize, z. B. Stress oder der Besuch einer Gaststätte, Verlangen nach Alkohol und Rückfälle auslösen. Achtsamkeit und kognitiv-behaviorale Techniken wie Selbstbeobachtung mittels Tagebuch helfen Patienten, typische Rückfallsituationen und suchtauslösende Hinweisreize zu identifizieren und den Verlauf zu dokumentieren (Heidenreich et al. 2013).

Das MBRP-Programm

Anforderungen an Therapeuten

Da die Achtsamkeitspraxis Grundlage der achtsamkeitsbasierten Rückfallprävention ist, ist aus Sicht der Autoren für die Durchführung des Programms eine eigene Achtsamkeitspraxis der Therapeuten erforderlich. Wie bei der MBSR und MBCT wird davon ausgegangen, dass nur durch eine eigene Achtsamkeitspraxis und damit verbundenen Erfahrungen die Achtsamkeitspraxis und die damit verbundene Grundhaltung adäquat vermittelt werden können. Die Autoren der achtsamkeitsbasierten Rückfallprävention für Suchterkrankungen MBRP beschreiben ihren achtsamkeitsbasierten Ansatz wie folgt: »Wir wollten keine kognitiv-behaviorale Therapie mit Achtsamkeitsübungen entwickeln, sondern einen Therapieansatz, der in der Praxis der Achtsamkeit verankert ist und bei dem die für die

Rückfallprävention erforderlichen Bewältigungsfertigkeiten in einer mit dem Achtsamkeitskonzept übereinstimmenden Form vorgestellt und eingeübt werden« (Bowen et al. 2012).

Die gemeinsame Übungspraxis von Patienten und Therapeuten stellt eine zentrale Säule des Programms dar. Eine adäquate Nachbesprechung der Achtsamkeitsübungen, genannt »Inquiry«, ist für Therapeuten nur möglich, wenn eine ausreichende »Selbsterfahrung« vorhanden ist. Ohne eigene Erfahrungen können Berichte und Fragen von Patienten nur schwer beurteilt und beantwortet werden.

Neben der eigenen Achtsamkeitspraxis setzt eine kompetente Durchführung der achtsamkeitsbasierten Rückfallprävention auf Seiten der Therapeuten Kenntnisse kognitiver Verhaltenstherapie, Kompetenzen in der Durchführung von Gruppentherapie und klinische Erfahrungen in der Behandlung von Abhängigkeitserkrankungen voraus.

Anforderungen an Patienten

Die wichtigste Grundvoraussetzung für Patienten, um am Programm teilnehmen zu können, ist die Bereitschaft zu einer regelmäßigen Übungspraxis. Dies bedeutet täglich Achtsamkeitsübungen durchzuführen. Weiterhin ist eine regelmäßige Teilnahme am den Gruppensitzungen Grundvoraussetzung für die Durchführung des Programms. Eine Suchtmittelabstinenz wird von Marlatt (1998) selbst gemäß seinem Prinzip der Schadensbegrenzung (»harm reduction«) für die Teilnahme an MBRP nicht gefordert, wenngleich er eine Suchtmittelabstinenz für wünschenswert hält. In den achtsamkeitsbasierten Übungen werden die Teilnehmer ermutigt, ihre eigenen Gedanken, emotionalen Reaktionen und Verhaltensmuster wahrzunehmen und sich mit diesen auseinanderzusetzen. Häufig führt dies zu einer Verringerung des Suchtmittelkonsums oder zu einer Veränderung ihrer Konsummuster, manchmal auch zu vollständiger Abstinenz. Ein erneuter Konsum von Suchtmitteln wird als ein Bestandteil des

Veränderungsprozesses betrachtet. In diesem Grundverständnis handelt es sich bei einem erneuten Konsum eben nicht um ein Versagen, sondern um eine Möglichkeit, sich selbst und seine eigenen Verhaltensmuster besser kennenzulernen (Bowen et al. 2012).

Indikationsbereiche von MBRP

Die achtsamkeitsbasierte Rückfallprävention ist als Nachsorgeprogramm nach einer Suchttherapie konzipiert (Bowen et al. 2012). Daher ist die Durchführung des Programms in Deutschland häufig mit einer Suchtmittelabstinenz verbunden.

Grundsätzlich wurde die achtsamkeitsbasierte Rückfallprävention für Patienten mit allen Formen von Suchterkrankungen entwickelt. Daher können alle Formen von Suchterkrankungen vom riskanten Konsum über schädlichen Gebrauch bis hin zur Abhängigkeit behandelt werden. Insbesondere bei einer Öffnung des Programms für Patienten aus allen Diagnosegruppen ist es wichtig im Vorfeld zu klären, welche suchttherapeutischen Ziele von Therapeuten und Patienten verfolgt werden. Bei Patienten mit Abhängigkeitserkrankungen kann Abstinenz das primäre therapeutische Ziel sein. Bei Patienten mit einem riskanten oder schädlichen Konsum kann als therapeutisches Ziel eine Reduktion des Suchtmittelkonsums vereinbart werden. Wird den Grundprinzipien einer zieloffenen Suchttherapie gefolgt, werden gemeinsam mit den Patienten vor Beginn des Programms, unabhängig von der vorliegenden Diagnose, die Ziele bezogen auf den Suchtmittelkonsum besprochen und falls notwendig, während des Programms gemeinsam mit den Patienten angepasst.

Gruppenstruktur

Die Grundstruktur der achtsamkeitsbasierten Rückfallprävention ist im Wesentlichen von den achtsamkeitsbasierten Programmen MBSR und MBCT übernommen. Zentraler Bestandteil jeder Gruppenstunde ist die Achtsamkeitspraxis, die über die Hälfte jeder Gruppenstunde darstellt. Das Programm selbst setzt sich aus acht Gruppenstunden zusammen und hat einen festgelegten, manualisierten Aufbau. Aufgrund der klaren Gliederung wird das Programm im Format einer geschlossenen Gruppe durchgeführt. Die einzelnen Gruppensitzungen weisen eine Dauer von mindestens zwei Stunden auf. Zu Beginn jeder Sitzung werden gemeinsame, vom Therapeuten angeleitete Achtsamkeitsübungen durchgeführt, die im Anschluss ausführlich besprochen werden (»Inquiry«). Mittels Übungsblättern werden die wichtigsten Inhalte der Stunden kompakt zusammengefasst und vermittelt. Für die Übungspraxis zu Hause erhalten die Patienten CDs oder MP3-Aufnahmen mit den Achtsamkeitsübungen. Idealerweise werden die Aufnahmen von den Gruppenleitern selbst erstellt, damit die Inhalte und Stimme den Patienten vertraut sind. Die Gruppengröße liegt bei 6–12 Personen, bei zwei Gruppenleitern ist eine Gruppengröße von bis zu 18 Teilnehmern möglich.

Die Auswahl der Teilnehmer erfolgt über ein ausführliches Vorgespräch mit dem Therapeuten im Einzelsetting. Das Vorgespräch dient Therapeuten und Teilnehmern primär dazu, sich einen Eindruck zu verschaffen, ob das Programm ein geeignetes Behandlungsangebot darstellt. Auf Seiten des Therapeuten ist es wichtig zu klären, ob neben einer Suchtmittelerkrankung weitere relevante psychische Erkrankungen vorliegen. Bei Vorliegen einer weiteren psychischen Erkrankung, z. B. einer akuten Psychose oder einer akuten Depression, ist eine Teilnahme am Programm nur in Ausnahmefällen möglich. Traumatische Erlebnisse in der Vergangenheit oder eine posttraumatische Belastungsstörung stellen eine relative Kontraindikation dar. Mit den Patienten sind mögliche »Nebenwirkungen« von Achtsamkeitsübungen zu besprechen. Bei Vorliegen von relevanten psychischen Begleiterkrankungen ist eine zusätzliche einzeltherapeutische Begleitung wünschenswert, im Rahmen derer Erfahrungen in Achtsamkeitsübungen ausführlich besprochen werden können.

Für Patienten ist es wichtig darüber aufgeklärt zu werden, dass das Behandlungsprogramm eine aktive Mitarbeit mit einer täglichen Übungspraxis erfordert. Aufgrund der Erfahrungen bei der Durchführung des Programms stellt die Bereitschaft, regelmäßig zu üben, eine zentrale Herausforderung im Programm dar. Vorerfahrungen mit Achtsamkeitsübungen sind für die Teilnahme am Programm nicht erforderlich. Auch »Achtsamkeitsskeptiker« können am Programm teilnehmen, wenn sie bereit sind, Achtsamkeitsübungen durchzuführen. Die Erfahrungen aus Gruppenstunden zeigen, dass gerade Patienten mit einem kritischen Geist, wenn sie sich auf eine Achtsamkeitspraxis einlassen können, vom Programm profitieren.

Inquiry: Therapeutische Aufarbeitung von Achtsamkeitsübungen

Wie bei den MBSR- oder MBCT-Programmen stehen die Übungspraxis und der erfahrungsbezogene Austausch im Vordergrund, Theorien oder Konzepte spielen nur eine untergeordnete Rolle. Deshalb beginnen alle Sitzungen mit Achtsamkeitsübungen, in denen die Teilnehmer erlernen, ihre Aufmerksamkeit auf die gegenwärtige Erfahrung, d. h. auf Körperempfindungen, Gedanken oder Emotionen zu richten. Nach den Übungen erfolgt ein intensiver Austausch über die unmittelbaren Erfahrungen jedes einzelnen Teilnehmers und die darauffolgenden Reaktionen, z. B. Craving. Basierend auf der Vorgehensweise von MBSR oder MBCT soll dieser «Erkundungs«-Prozess (engl: inquiry) den Teilnehmern helfen, direkte Erfahrungen im gegenwärtigen Moment von Reaktion auf die direkte Erfahrung, z. B. Bewertungen, Handlungsimpulsen oder Gedankenspiralen unterscheiden zu lernen. Bemerkt ein Teilnehmer beispielsweise: *»Das war schwierig«*, wird der Therapeut möglicherweise diese Bemerkung hinterfragen: *»Erzählen sie mir mehr zu ›schwierig‹. Was haben sie verspürt?«* Der Therapeut wird den Teilnehmer dabei unterstützen, die direkten Körperempfindungen, Gedanken oder Emotionen, die während der Übung auftraten, zu identifizieren und von darauffolgenden Reaktionen, z. B. Frustrationen oder spezifischen Gedankenspiralen, die zu der Bewertung führen, die Übung als »schwierig« zu bezeichnen, unterscheiden zu lernen. Weitere Themen der Exploration sind u. a. Fragen nach der Vertrautheit oder der Neuartigkeit dieser Erfahrungen (z. B. »*Haben sie jemals in der Vergangenheit diese Tendenz zum Abschweifen ihrer Gedanken wahrgenommen, wenn sie gebeten wurden, sich auf etwas zu konzentrieren?*«) und Fragen nach einem möglichen Zusammenhang mit Rückfallprozessen (z. B. »*Was hat die Übung, mit der wir uns gerade befassen, mit einem Rückfall zu tun?*«).

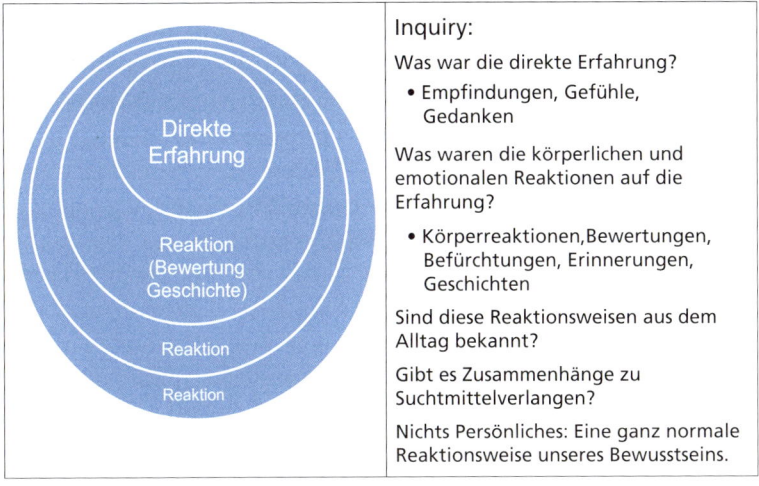

Abb. 4.1: Der Prozess der gemeinsamen Reflexion (in Anlehnung an Bowen et al. 2012)

Sitzungsaufbau

Die acht Gruppensitzungen der achtsamkeitsbasierten Rückfallprävention weisen unterschiedliche Schwerpunktthemen und eine Vielzahl von Achtsamkeitsübungen auf. Der Schwerpunkt der ersten drei Sitzungen liegt primär auf der Einübung einer achtsamen Grundhaltung und der Integration dieser achtsamen Grundhaltung in den Alltag. Ähnlich wie bei MBSR und MBCT beginnt der Kurs mit einer Einführung in das Konzept von Achtsamkeit versus Autopilot. Anhand von formalen Achtsamkeitsübungen lernen die Patienten, Gedanken, Gefühle und Körperempfindungen wahrzunehmen und zu benennen. Mit der Fähigkeit einer differenzierten Wahrnehmung des eigenen Erlebens wird es den Patienten zunehmend möglich, frühzeitig situative Auslöser (Trigger) für Substanzkonsum und Craving zu erkennen. Die angewandten formalen Übungen entsprechen den in MBSR und MBCT eingesetzten Achtsamkeitsübungen. Anwendung finden z. B. die Rosinenübung, Body Scan, Atem- und Gehmeditation sowie Yogaübungen.

In den folgenden Sitzungen 4–6 liegt der Schwerpunkt auf suchtspezifischen Themen, insbesondere der Bedeutung von Achtsamkeit im Rahmen der Rückfallprävention. Dabei werden spezifische Rückfallsituationen anhand von Verhaltensanalysen aufgearbeitet. Unterschiedliche Formen im Umgang mit Suchtdruck und Craving werden thematisiert. Ein besonderer Fokus liegt auf der Unterscheidung von mittel- und langfristig hilfreichen Verhaltensstrategien im Umgang mit Suchtdruck. Neu eingeführt werden spezifisch für MBRP entwickelte bzw. adaptierte Achtsamkeitsübungen. Die Übung »Nüchtern-Atmen« soll in Risikosituationen helfen, aus dem Autopiloten »Suchtdruck« auszusteigen und Zugang zu neuen Handlungsstrategien ohne Suchtmittel zu finden. Die Übung »Wellenreiten« befähigt die Patienten Suchtdruck als Welle zu erleben, die wie von einem Surfer genutzt werden kann und letztendlich »im Sande verläuft«.

In den letzten beiden Sitzungen sieben und acht werden die Themen Selbstmitgefühl, die Notwendigkeit von sozialen Unterstützungssystemen sowie die Bedeutung eines ausgewogenen Lebensstils besprochen. Selbstmitgefühl wird anhand der Übung »Liebevolle Güte« (loving-kindness) geübt. Anhand eines Arbeitsblattes werden förderliche und wohltuende Alltagsaktivitäten erarbeitet. Ein konkreter Plan für die tägliche Übungspraxis inkl. lokalen Meditations- und Hilfsangeboten wird erstellt, Personen, die eine wichtige Unterstützung auf dem weiteren Weg darstellen, identifiziert.

Grundsätzlich baut jede Sitzung auf den Fertigkeiten und Übungen auf, die in den vorherigen Wochen erlernt wurden, und schließt Übungen und Anweisungen ein, die erlernten Übungen in das tägliche Leben zu integrieren.

Sitzung 1 »Autopilot und Rückfall«

In der ersten Sitzung »Autopilot und Rückfall« wird anhand der Rosinenübung das Konzept von Achtsamkeit im Gegensatz zum Autopiloten vorgestellt. In der Rosinenübung werden die Teilnehmer angeleitet, das Objekt »Rosine« mit allen Sinnen Sehen, Tasten, Hören, Riechen und Schmecken wahrzunehmen. Diese Übung trainiert den »achtsamen Anfängergeist«, mit dem Vertrautes wie zum allerersten Mal neu erlebt werden kann. Im Gegensatz zum »Autopilotenmodus«, in dem Dinge ohne bewusstes Erleben vonstattengehen, ermöglicht ein achtsames Wahrnehmen mit Anfängergeist eine neue und intensive Sinneserfahrung im gegenwärtigen Moment. Für viele Teilnehmer ist es eine neue und einmalige Erfahrung, sich fokussiert und intensiv nur mit einer Sache zu beschäftigen und zu erleben, welche Qualität und Lebendigkeit diese Form des Erlebens ermöglicht, wenn wir uns intensiv mit »nur« einer Sache mit all unseren Sinnen auseinandersetzen. Verbunden mit dieser Übung ist die für unsere Aufmerksamkeit typische Erfahrung der Ablenkbarkeit. Während der Übung wird unsere Aufmerksamkeit durch Erinnerungen, Gedanken, Bewertungen vom eigentlichen Sinneserleben im Hier und Jetzt häufig abgelenkt. Bei der Rosinenübung können Erinnerungen und Assoziationen zu Weintrauben und somit zu Alkohol auftreten, manchmal sogar Craving. Dieses Erleben ist mit den Patienten offen und wertfrei zu besprechen. Erleben Patienten Craving, so ermöglicht dies bereits zu einem sehr frühen Zeitpunkt des Programms, Patienten auf suchttypische Reaktionsmuster selbst bei einfachen Dingen des Alltags wie einer Rosine hinzuweisen.

Als weitere Übung wird während der ersten Stunde der Body Scan als eine formale Meditationspraxis eingeführt. Der Body Scan ist eine Achtsamkeitsübung, die die Wahrnehmung in verschiedene Teile des

Körpers lenkt, wobei bei den Zehen begonnen und ganz sorgfältig jeder Teil des Körpers bis zur Schädeldecke durchlaufen wird. Die Teilnehmer werden gebeten, diese Übung während der Woche täglich durchzuführen. Wichtig bei der täglichen Übungspraxis sind nicht nur die »angenehmen« Erfahrungen während der Übung, sondern auch die Wahrnehmung von Schwierigkeiten und Hürden, die davon abhalten, die Übung täglich durchzuführen. Der Therapeut wird diese Erfahrungen und Blockaden als Teil der Übung willkommen heißen, ohne eigene Wertungen oder Beurteilungen, die typischerweise auf spezifische, eher ablehnende Haltungen von Patienten folgen. Als Teil der informellen Übungspraxis zu Hause werden die Teilnehmer gebeten, einfache Tätigkeiten zu Hause, die im Regelfall im »Autopiloten«-Modus durchgeführt werden, achtsam zu erleben und auftretende Empfindungen, Gedanken oder Emotionen während der Übung bewusst wahrzunehmen. Typische Aktivitäten sind Zähne putzen, etwas trinken, essen oder sich Ankleiden.

Sitzung 2 »Achtsame Wahrnehmung von Auslösern und Suchtmittelverlangen«

In der zweiten Sitzung haben die Teilnehmer unvermeidlich erste Schwierigkeiten und Herausforderungen mit der täglichen Übungspraxis bereits erlebt. Typische Beispiele sind Schläfrigkeit, Unbehagen, abschweifende Gedanken sowie Zweifel an dem Sinn der Übungspraxis oder an der eigenen Fähigkeit, sich auf diese Übungen einzulassen. Ein wichtiger Teil der zweiten Sitzung ist daher die Klärung unrealistischer Vorstellungen oder Erwartungen an Meditationspraktiken. Ein häufiges Missverständnis ist die Erwartung zu Beginn der Übungspraxis, dass Achtsamkeit zur Entspannung führt und Gefühle des Friedens, der Ruhe oder des Glücks verspürt werden sollen. Aus diesem Grund wird während des gesamten Programms daran erinnert, dass die Intention von Achtsamkeitsübungen nicht Entspannung oder imaginierte Idealzustände sind. Achtsamkeitsübungen zielen vielmehr darauf ab, die Selbstwahrnehmung zu verbessern, eigene Gedanken, Gefühle, Körperwahrnehmungen oder

Reaktionen darauf bewusst wahrzunehmen, auch wenn sie unangenehm sind, ohne diese mit Geschichten, Erklärungsversuchen oder Bewertungen zu überlagern. Durch die Achtsamkeitspraxis und deren ausführliche Besprechung (Inquiry) erlernen die Teilnehmer, ihre direkte Erfahrung wahr- und diese wohlwollend anzunehmen, egal ob es sich um angenehme oder unangenehme Gedanken, Gefühle oder Körperempfindungen handelt. Entscheidend ist, dass alle Empfindungen, Gedanken oder Gefühle offen und mit Anfängergeist wahrgenommen werden, ohne diese verdrängen oder verleugnen zu wollen.

Im zweiten Teil der Sitzung werden zusätzliche Übungen für den Umgang mit Suchtdruck und Craving eingeführt, die einen bewussten Umgang mit »Hochrisiko«-Situationen ermöglichen. Der Fokus wechselt auf die Wahrnehmung von Situationen, die Craving oder gewohntes reaktives Verhalten auslösen können. In geleiteten Übungen, z. B. »Die Straße entlanggehen« oder »Wellenreiten« werden Teilnehmer gebeten, die Aufmerksamkeit auf persönliche Trigger zu lenken und zu beobachten, welche Emotionen, Gedanken oder Körperwahrnehmungen in diesen Situationen auftreten. Teilnehmern wird vermittelt, unangenehme Gefühle und Unbehagen auszuhalten, ohne reagieren zu müssen. Sie werden gebeten, sich Situationen vorzustellen, in denen Craving, Suchtdruck oder der Impuls, süchtig zu handeln bzw. zu trinken, verspürt wurde und aufgefordert, alle dabei auftretenden Körperempfindungen, Gedanken oder Gefühle wahrzunehmen. Der Fokus bei diesen Übungen und der sich daran anschließenden Diskussion ist das Erlernen der Fähigkeit, aversive Erfahrungen auszuhalten, ohne zu versuchen, diese Gefühle des Unbehagens zu vermeiden, sich abzulenken oder verzweifelt zu versuchen, gegen das Unbehagen anzukämpfen. Teilnehmer werden dabei aufgefordert, Gefühle, die dem Craving oder dem Suchtdruck zugrunde liegen, zu erforschen. Im Vordergrund stehen positive und negative Verstärker durch Substanzmissbrauch bzw. Erwartungen an den Substanzkonsum oder süchtiges Verhalten. Typische Beispiele sind der Wunsch, negative Emotionen, z. B. Ängste oder emotionale Schmerzen, nicht spüren zu müssen bis hin zu der Erwartung, positive Gefühle, wie Entspannung, innere Zufriedenheit oder Freude erfahren zu können. Ziel der Gruppenarbeit ist es, die kurzfristig positiven Effekten eines erneuten Substanzkonsums von dem langfristig negativen und hohen Preis der Rückfälligkeit herauszuarbeiten.

Sitzung 3 »Achtsamkeit im Alltag«

In der dritten Sitzung erfolgt eine Einführung in die Sitzmeditation, wobei der Fokus auf den durch den Atem ausgelösten Körperwahrnehmungen liegt. Typische Beispiele sind das Heben und Senken der Bauchdecke oder die Wahrnehmung der Veränderungen an den Nasenflügeln, wenn der Atem ein- und austritt. Wenn Gedanken unvermeidlich von der Atmung abschweifen, erfolgt die Instruktion, diese Tatsache wohlwollend anzunehmen und die Aufmerksamkeit wieder auf die Atmung zu lenken. Zentrales Ziel ist die Wahrnehmung der Ablenkung und das Zurückkehren zur Atmung, ein Vorgang der immer wieder wiederholt werden muss.

In Sitzung 3 wird die Übung »Nüchtern-Atmen« eingeführt, eine zentrale Übung des MBRP-Programms. Das Erlernen der Übung »Nüchtern-Atmen« ermöglicht den Teilnehmern, aus dem Autopiloten auszusteigen und eine Bestandsaufnahme der aktuellen Situation durchzuführen. Insbesondere wenn Suchtdruck und der Impuls vorhanden ist, Suchtmittel zu konsumieren, ermöglicht diese Übung inne zu halten, Craving, die Auslöser von Craving und Handlungsimpulse bewusst wahrzunehmen. Die Übung beginnt mit einer bewussten Momentaufnahme der aktuellen Situation. Die Aufmerksamkeit wird nach innen gerichtet und alle Empfindungen, Gedanken oder Emotionen, die gerade vorhanden sind, werden bewusst wahrgenommen. Anschließend wird die Aufmerksamkeit für einige Momente auf die Atmung gelenkt. Dieser Wechsel der Aufmerksamkeit auf die Atmung ermöglicht, aus Gedankenspiralen oder automatisierten Reaktionsmustern herauszutreten und die Achtsamkeit auf den gegenwärtigen Moment zu lenken. Anschließend wird die Aufmerksamkeit erneut auf den Körper, Gedanken oder Gefühle ausgedehnt. Der Wechsel vom Autopiloten zur achtsamen Wahrnehmung der aktuellen Situation ermöglicht nicht nur, alle Empfindungen, Gefühle, Gedanken und Handlungsimpulse, insbesondere Craving, bewusst aus der Beobachterposition anzuschauen, sondern auch, neue Handlungsoptionen zu erkennen. Selbst wenn die Gesamtsituation sich nicht oder nur unwesentlich verändert hat, so eröffnen sich aufgrund des veränderten Bewusstseins neue Räume, in denen der Einzelne bewusst und mit mehr Mitgefühl für sich selbst Handlungsmöglichkeiten gestalten kann, anstatt von Suchtdruck getrieben reagieren zu müssen.

Sitzung 4 »Achtsamkeit in Rückfallrisikosituationen«

Mit Fortschreiten des Kurses und den Fortschritten der Teilnehmer verändert sich der Fokus der Achtsamkeitsübungen vom Erlernen der allgemeinen Beobachtung von Körperwahrempfindungen, Gedanken oder Gefühlen hin zu spezifischen Wahrnehmungsübungen z. B. gegenüber Geräuschen, Bildern, emotionalen Zuständen oder Gedanken. Ziel ist es, die Teilnehmer an eine achtsame Wahrnehmung von suchtspezifischen Auslösern und individuellen Risikofaktoren für einen Rückfall heranzuführen. Die Teilnehmer werden ermutigt, die neu erlernten Übungen im Alltag anzuwenden und auch in »Hochrisiko«-Situationen zu üben. Hierzu wird die »Nüchtern-Atmen« in der Stunde anhand einer imaginierten Rückfallrisikosituation durchgeführt. Die Teilnehmer werden aufgefordert, sich eine derartige Rückfallrisikosituation vorzustellen und in dieser emotional-kognitiven »Hochrisiko«-Situation die »Nüchtern-Atmen« durchzuführen. Die Erfahrung, mittels einer Achtsamkeitsübung, hier der »Nüchtern-Atmen«, aus »Hochrisiko«-Situationen herauszutreten und diese aus der Beobachterperspektive anschauen zu können, erhöht die Selbstsicherheit der Patienten gegenüber Risikosituation im Alltag. Die Möglichkeit, mittels dieser Übung aus dem Autopiloten auszusteigen und in eine achtsame Wahrnehmung und Handlungsweise zu wechseln, unterstützt Teilnehmer im Umgang mit Suchtdruck und Craving im Alltag.

Sitzung 5 »Akzeptanz und bewusstes Verhalten«

In Sitzung 5 »Akzeptanz und bewusstes Verhalten« erkunden Teilnehmer die Balance zwischen Akzeptanz von auftretenden, insbesondere unangenehmen Gedanken, Gefühlen und Körperempfindungen und der Umsetzung bewusster Schritte und Handlungen zur Unterstützung ihres Wohlbefindens. Falsche oder irrtümliche Konzepte oder Erwartungen von Akzeptanz als passive, alles akzeptierende Haltung werden diskutiert. Anstatt Situationen und Umstände zu tolerieren wird Akzeptanz als eine Fähigkeit angesehen, alles, was gerade im gegenwärtigen Moment auftaucht, anzunehmen, einschließlich der eigenen Reaktionsmuster darauf. Das Anerkennen und Akzeptieren dessen was gerade geschieht, ermöglicht Craving und dessen Ursachen wahrzunehmen und neugierig zu analysieren, ohne dagegen ankämpfen oder diese verleugnen zu müssen. Diese Grundhaltung befähigt dazu, hilfreiche, selbstfürsorgende und langfristig sinnvolle Reaktion und Handlungen auf Craving zu erkunden und sich anschließend »frei« zu entscheiden, welche Handlung durchgeführt wird. Suchtdruck wird durch die Übung der »Nüchtern-Atmen« nicht verhindert, aber das häufig bei Suchtdruck vorhandene Gefühl der Ohnmacht und des Ausgeliefertseins kann mithilfe dieser Übung durch eine Grundhaltung, wieder selbst entscheiden zu können, ersetzt werden. Ein Verharren in unangenehmen, selbstschädigenden Reaktionsmustern auf Suchtdruck kann verhindert werden. Die paarweise Übung der »Nüchtern-Atmen« vertieft die Verinnerlichung dieser Übung, die für Suchtpatienten eine wichtige Unterstützung im Umgang mit Risikosituationen und Craving darstellt.

Sitzung 6 »Ein Gedanke ist ein Gedanke ist ein Gedanke«

In der sechsten Sitzung »Ein Gedanke ist ein Gedanke ist ein Gedanke« wird die Beschaffenheit von Gedanken und ihrer Rolle bei Rückfallprozessen detailliert erforscht. Die Teilnehmer üben, ihre aufkommenden Gedanken und alle damit verbundenen Körperwahrnehmungen oder Emotionen, die möglicherweise diese Gedanken begleiten, zu beobachten. Wenn die Beobachterposition verlassen wird und der Verstand versucht, sich mit dem Inhalt der Gedanken auseinander zu setzen, erfolgt die Anleitung, sich über den Atem wieder innerlich zu verankern, die Beobachterposition wieder einzunehmen, um die Beschaffenheit der Gedanken anschauen zu können. Die Qualität der Gedanken kann sehr unterschiedlich sein, von einzelnen Gedanken bis hin zu komplexen Geschichten, von Gedanken, die sich mit der Zukunft oder Vergangenheit beschäftigen, oder von drängenden, fordernden bis hin zu gelassenen und entspannten Gedanken.

Ein weiteres, zentrales Thema der achtsamkeitsbasierten Rückfallprävention MBRP ist die verhaltenstherapeutisch orientierte Rückfallanalyse anhand des standardisierten Schaubildes »Der Rückfallprozess bei Substanzabhängigkeit« (▸ Abb. 4.2).

Diese Übung hat das Ziel, typische Rückfallsituationen und Rückfalltrigger sowie auf einen Rückfall folgende Gedanken und Reaktionen zu identifizieren. Ein spezifischer Fokus liegt auf selbstkritischen und selbstschädigenden Gedanken, die dazu führen können, Craving zu verschlimmern und die Wahrscheinlichkeit eines Rückfalls zu erhöhen (z. B. »*Ich habe das schon vermasselt, warum also sollte ich es überhaupt versuchen?*«). Die bewusste Wahrnehmung dieser häufigen und häufig automatisierten Gedanken können die Teilnehmer dabei unterstützen, aus einer alt gewohnten Routine von selbstschädigenden Verhaltensmustern auszusteigen und Raum für hilfreiche und selbstfürsorgende Handlungsmöglichkeiten zu eröffnen. Im Rahmen der Rückfallanalyse liegt ein besonderer Fokus auf der Identifikation der Stadien des Rückfallgeschehens, in denen noch die Möglichkeit besteht, innezuhalten und die Übung »Nüchtern-Atmen« anzuwenden. Mit den Teilnehmer ist in der Rückfallanalyse solange auf der Zeitachse zurückzugehen und nach Auslösern zu suchen, bis Situationen herausgearbeitet sind, in denen achtsames Innehalten noch möglich gewesen wäre. Je weiter der Rückfallprozess fortgeschritten ist, desto stärker ist die Tendenz, automatisiert süchtig und selbstschädigend zu handeln. Bei der Analyse der

4 Achtsamkeitsbasierte Rückfallprävention bei Substanzabhängigkeit

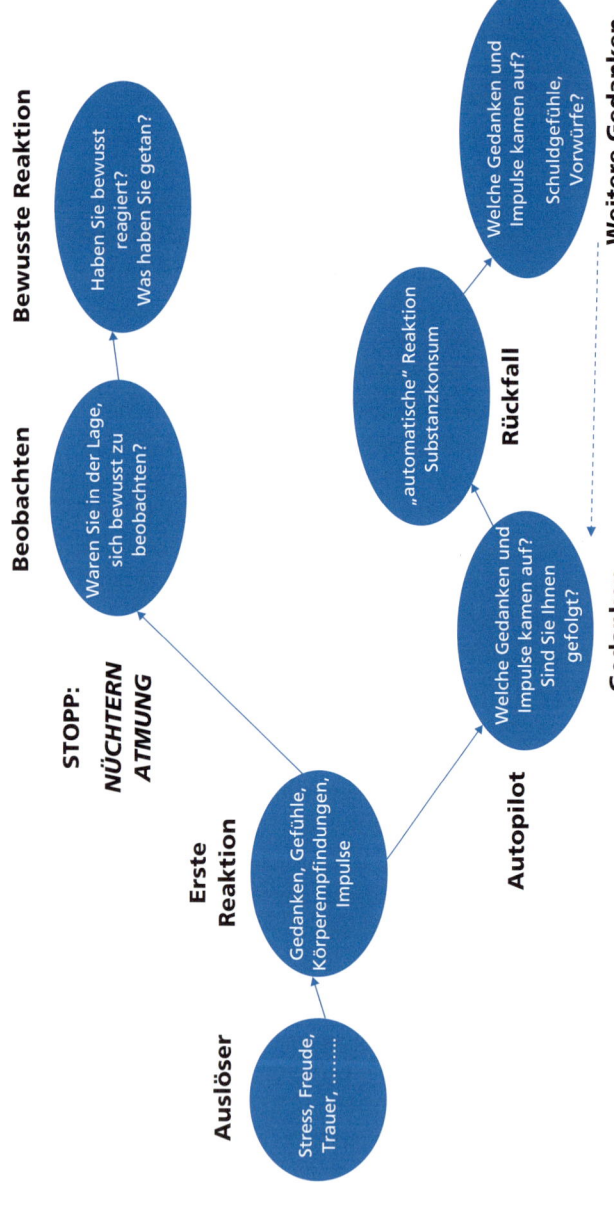

Abb. 4.2: »Der Rückfallprozess bei Substanzabhängigkeit« (in Anlehnung an Bowen et al. 2012)

einzelnen Stadien ist gleichzeitig herauszuarbeiten, dass während des gesamten Rückfallprozesses die Möglichkeit besteht, umzukehren und auszusteigen, selbst wenn der Verstand versucht zu sagen, dass es zu spät ist.

Sitzung 7 »Selbstfürsorge und ausgewogener Lebensstil«

Die letzten beiden Sitzungen fokussieren auf der Beibehaltung einer Lebensweise, die den Genesungsprozess und die Anwendung von Achtsamkeit im Alltag unterstützen. In Sitzung 7 »Selbstfürsorge und ausgewogener Lebensstil« werden Übungen und Praktiken zur Selbstfürsorge und Selbst-Wahrnehmung, einschließlich der Lovingkindness-Meditation, die Mitgefühl und gute Wünsche gegenüber anderen und sich selbst fördert, vorgestellt und praktiziert. Anhand eines aus dem MBCT stammenden Arbeitsblattes überprüfen die Teilnehmer alltägliche Aktivitäten, die sie normalerweise an einem typischen Tagesverlauf vornehmen und betrachten diese hinsichtlich ihrer förderlichen und schädlichen Qualitäten. Anschließend werden die Teilnehmer gebeten, herauszufinden, ob wohltuende oder eher schädliche Aktivitäten Folge der Aktivität selbst oder des Umganges und der Betrachtung der Aktivität sind. Die Zielsetzung dieser Übung liegt auf zwei Ebenen: erstens richten die Teilnehmer ihre Aufmerksamkeit darauf, welchen Einfluss ihre Aktivitäten an einem typischen Tagesablauf auf ihr gesamtes Wohlbefinden haben; zweitens beginnen sie darauf zu achten, welche Rolle Gedanken oder reaktives Verhalten dabei spielen und wie Sie reaktive Gedankenmuster beeinträchtigen können. Weiterhin werden sie ermutigt, selbstfürsorgliche und wohltuende Aktivitäten in ihrem Zeitplan hinzuzufügen.

Sitzung 8 »Soziale Unterstützung und weiteres Üben«

In Sitzung 8 »Soziale Unterstützung und weiteres Üben« werden unterschiedliche Unterstützungsmöglichkeiten für die Zeit nach dem Kurs vermittelt. So erhalten die Teilnehmer Unterlagen zu lokalen

Meditations- und Hilfsangeboten, zu Internet oder Audioguides und werden ermutigt, ihre Übungspraxis kontinuierlich fortzuführen. Der Umgang mit typischen Hindernissen und Blockaden gegenüber einer regelmäßigen Übungspraxis im Alltag wird mit allen Teilnehmern gemeinsam diskutiert. Beendet wird das MBRP-Training mit einer Abschlussmeditation, die insbesondere Wertschätzung gegenüber den Bemühungen der Teilnehmer beinhaltet. Noch einmal werden die Teilnehmer gebeten, wohlwollend mit sich selbst in Bezug auf die eigene Meditationspraxis, den eigenen Lebensalltag und die eigene Beziehungsgestaltung umzugehen.

Tab. 4.1: Aufbau des MBRP-Programms

Sitzung	Schwerpunktthema	Übungen
1. »Autopilot« und Rückfall	Vorstellung der beiden Modi Autopilot und Achtsamkeit Craving definiert als Autopilotenmodus mit automatisierten Reaktionsweisen, ohne achtsames Bewusstsein, was Auslöser und Folgen sind.	• Rosinenübung • Body Scan
2. Achtsame Wahrnehmung von Auslösern und Suchtmittelverlangen	Der Zusammenhang zwischen situativen Auslösern (»Trigger«) und daraus folgenden Reaktionsweisen wird anhand der Straßenübung herausgearbeitet. Achtsamkeit fördert die Wahrnehmung Auslöser, eigene Gedanken und Gefühle, Körperempfindungen sowie Handlungsimpulse.	• Body Scan • Die Straße entlanggehen • Wellenreiten (Urge Surfing) und Austausch über Suchtmittelverlangen • Berg-Meditation
3. Achtsamkeit im Alltag	Die Übungen achtsames Hören und achtsamer Atem fördern die Fähigkeit, situative Auslöser (»Trigger«) und eigene Impulse bewusst wahrzunehmen.	• Achtsames Hören • Atemmeditation • Nüchtern-Atmen

Tab. 4.1: Aufbau des MBRP-Programms – Fortsetzung

Sitzung	Schwerpunktthema	Übungen
	Durch die bewusste Wahrnehmung kann freier entschieden werden, ob und wie reagiert werden soll. Die Übung »Nüchtern-Atmen« wird als Kurzübung für den Alltag eingeführt.	
4. Achtsamkeit in Rückfallsituationen	Achtsamkeit als Fähigkeit, auch in schwierigen Rückfallsituationen Auslöser und eigene Reaktionsweisen wahrnehmen und beobachten zu können. Durch die Übung »Nüchtern-Atmen« wird die Fähigkeit gestärkt, förderliche und schädliche Handlungsimpulse wahrzunehmen und frei zu entscheiden, welcher Impuls umgesetzt wird.	• Achtsames Sehen • Sitzmeditation: Fokus auf Geräusche, Atem, Empfindungen, Gedanken • Nüchtern-Atmen in einer Rückfallrisikosituation • Gehmeditation
5. Akzeptanz und bewusstes Verhalten	Achtsamkeit als Fähigkeit Geräusche, Gedanken, Gefühle und Empfindungen im Hier und Jetzt wahr- und anzunehmen. Bewusstes Wahrnehmen der Balance zwischen Akzeptanz sich selbst gegenüber im Hier und Jetzt und der freien Entscheidung für selbstfürsorgliche Handlungen.	• Sitzmeditation: Fokus auf Geräusche, Atem, Körperempfindungen, Gedanken, Gefühle • Nüchtern-Atmen (paarweise) • Achtsame Bewegung
6. Ein Gedanke ist ein Gedanke ist ein Gedanke	Achtsamkeit fördert die bewusste Wahrnehmung von Gedanken als »Produkte« unseres Verstandes, und nicht als Realität. Herausarbeitung von »schädlichen« Gedanken und Überzeugungen, insbesondere bei Rückfällen.	• Sitzmeditation: Fokus auf Gedanken • Nüchtern-Atmen

Tab. 4.1: Aufbau des MBRP-Programms – Fortsetzung

Sitzung	Schwerpunktthema	Übungen
7. Selbstfürsorge und ausgewogener Lebensstil	Selbstfürsorge, Selbstmitgefühl und ausgewogener Lebensstils als Grundlage für Lebensqualität und langfristige Abstinenz. Differenzierung zwischen fürsorglichen und schädlichen Alltagshandlungen.	• Sitzmeditation: Lovingkindess • Nüchtern-Atmen
8. Soziale Unterstützung und weiteres Leben	Erarbeitung eines konkreten Übungsplans für die zukünftige Achtsamkeitspraxis incl. Meditationsplätzen oder Meditationsapps. Erstellung eines Plans der eigenen sozialen Netzwerke als Unterstützung für eine langfristige Abstinenz.	• Body Scan • Abschlussmeditation

Spezifische Achtsamkeitsübungen von MBRP

Bei der achtsamkeitsbasierten Rückfallprävention MBRP werden die bei MBSR und MBCT angewandten Übungen, z. B. die Rosinenübung, Body Scan, Atemübung oder Gedankenübung um suchtspezifische Übungen zum Umgang mit Suchtdruck und Craving ergänzt. Die genannten Standardübungen von achtsamkeitsbasierten Verfahren werden im zweiten Teil dieses Buches ausführlich dargestellt und können in den dortigen Kapiteln nachgelesen und geübt werden.

In diesem Abschnitt werden die spezifisch für die achtsamkeitsbasierte Rückfallprävention entwickelten Übungen vorgestellt und erläutert.

Wellenreiten

Eine für die achtsamkeitsbasierte Rückfallprävention spezifische und sehr zentrale Übung ist das Wellenreiten (»Urge Surfing«) (Bowen et al. 2012). Diese Übung soll den Teilnehmern einen neuen Umgang mit Suchtdruck ermöglichen. Zentrales Anliegen bei dieser Übung ist es, dass auf Suchtdruck und Craving weder reagiert noch dagegen angekämpft werden muss. Der erste Teil der Übung besteht darin, sich eine Situation mit leichtem bis mittlerem Rückfallrisiko und Suchtmittelverlangen vorzustellen. In der Übung werden die Teilnehmer angeleitet, diese Risikosituation vor ihrem inneren Auge entstehen zu lassen und ihre Aufmerksamkeit auf die unterschiedlichen Modalitäten der Gedanken, der Gefühle und der Körperempfindungen zu richten. Wie bei der Rosinenübung werden die Patienten aufgefordert, diese Situation mit Anfängergeist offen und neugierig wahrzunehmen, ohne darauf zu reagieren. Entscheidend ist es dabei, Suchtmittelverlangen wahr- und anzunehmen, ohne dagegen anzukämpfen. Auftretende Impulse oder Reaktionsmuster sowie deren zugrundeliegende Emotionen werden ebenfalls offen und neugierig wahrgenommen, ohne den Impulsen zu folgen und unangenehmen Empfindungen und Emotionen zu entkommen. Suchtmittelverlangen wird mit all seiner Intensität, den zugrundeliegenden Gedanken und Emotionen mit einer freundlichen und neugierigen Haltung wahrgenommen:

»Die Metapher des ›Wellenreitens‹ wird in dieser Übung als Möglichkeit eingeführt, um bei der Intensität von Suchtmittelverlangen zu bleiben, ohne von ihm vereinnahmt zu werden oder etwas aktiv dagegen zu unternehmen. Die Teilnehmer werden aufgefordert, sich ihren Drang, zu konsumieren, als eine Welle im Ozean vorzustellen, auf der sie surfen, und ihren Atem als Surfboard zu nutzen, auf dem sie über die Wellen reiten. Sie reiten über den Kamm und durch das Tal der Welle, ohne von ihrer Intensität überschwemmt oder ausgelöscht zu werden« (Bowen et al. 2012).

Eine wichtige Erfahrung bei dieser Übung ist das Erleben der Vergänglichkeit von Suchtdruck. Im Kern dient diese Übung dazu, unangenehme Empfindungen, hier Craving bzw. Suchtmittelverlangen als eine Empfindung wahr- und anzunehmen und vor allem die Vergänglichkeit dieser Empfindung am eigenen Leibe zu erleben. Die Erfahrung, dass Suchtdruck sich im Verlauf der Zeit ändert und vergänglich ist, wird nur dann möglich, wenn nicht konsumiert oder dagegen angekämpft wird. In dieser Übung wird es Teilnehmern möglich, nicht nur theoretisch, sondern am eigenen Leibe zu erfahren, dass Suchtdruck ein vergängliches Phänomen darstellt, welches auch ohne Suchtmittelkonsum wieder vergeht oder, um in der Metapher zu bleiben, wie eine Welle »im Sande verläuft«.

Wie bei allen Imaginationsübungen handelt es sich bei dieser Übung um eine Metapher, die von einigen Teilnehmern gut angenommen wird, zu der andere jedoch nur einen mäßigen Zugang finden. Wichtig ist es daher, den Hintergrund dieser Übung zu erläutern. Da bei dieser Übung Risikosituationen aktiviert werden und bei Patienten durch die Übung Empfindungen von Belastung oder Erregung entstehen können, erfolgt im Anschluss an die Übung Wellenreiten die Übung Bergmeditation, die eine innere Verankerung wiederherstellen soll.

Bergmeditation

In der Bergmeditation werden die Teilnehmer aufgefordert, sich einen Berg mit allen Aspekten vorzustellen, die den Teilnehmern während der Übung als innere Bilder auftauchen. Hierbei sind den Vorstellungen keine Grenzen gesetzt, typische Facetten sind Gipfel, Täler, der Fuß des Berges, Wälder, Wiesen, unterschiedliche Jahreszeiten, Wetterlagen oder Tageszeiten. Besonders hervorgehoben wird die Unverrückbarkeit und Stabilität des Berges trotz teilweise widriger Umstände in seiner Außenwelt. Anschließend erfolgt die Anleitung, sich vorzustellen, die Eigenschaften des Berges in sich aufzunehmen. Im nächsten Schritt der Übung wird imaginiert, dass diese Eigenschaften auch dann in uns vorhanden sind, wenn äußere Umstände oder innere Befindlichkeiten sich ändern. Die beim Berg verwendeten Metaphern Regen, Schnee, Eis oder auch Sonne werden auf menschliche Situation, Eigenschaften oder Empfindungen übertragen. Emotionen sind wie Wolken am Berg, Grundstimmungen sind wie Wetterlagen, mal sonnig, mal heiter bis wolkig, mal stürmisch. Wie bei anderen Imaginationsübungen reagieren Teilnehmer unterschiedlich auf diese Übung. Die allermeisten Teilnehmer können sich einen Berg gut vorstellen und die Eigenschaften in sich aufnehmen. Manche haben Probleme, das Bild eines Berges zu finden oder die Eigenschaften in sich aufzunehmen. Auch hier gilt es, offen und wertfrei die Reaktionen der Teilnehmer zu besprechen und in der Vorbereitung darauf hinweisen, dass auch eine innere Ablehnung dieser Übung möglich ist und freundlich angenommen werden sollte.

Nüchtern-Atmen (SOBER Breathing Space)

Die Nüchtern-Atmen Übung (Bowen et al. 2012) stellt eine Modifikation der Drei-Minuten-Atemraum-Übung des MBCT (Meibert 2014) dar. Sie wurde spezifisch für das MBRP-Programm entwickelt und stellt eine der wichtigsten Interventionen des gesamten Programms dar. Ziel der Übung ist es, die in den Sitzungen und den Hausaufgaben verankerte Achtsamkeit auf den Alltag zu übertragen. Der Ablauf der »Nüchtern-Atmen« besteht darin, zunächst innezuhalten und alle aktuellen körperlichen, emotionalen und gedanklichen Empfindungen inkl. Craving oder Gedankenspiralen wahrzunehmen (**S**top). Anschließend wird die Aufmerksamkeit solange auf die Atmung gerichtet (**B**reath), bis ein Ausstieg aus dem Autopiloten in einen achtsamen Modus erfolgt ist. Der Wechsel der Aufmerksamkeit auf die Atmung ermöglicht aus Gedankenspiralen oder automatisierten Reaktionsmustern herauszutreten und die Achtsamkeit auf den gegenwärtigen Moment zu lenken. Im nächsten Schritt wird die Aufmerksamkeit erneut auf alle Körperempfindungen, Emotionen und Gedanken mit einem offenen Gewahrsein ausgedehnt (**E**xpand). Dieses offene Bewusstsein ermöglicht neue Handlungsoptionen in der aktuellen Situation und beinhaltet die Fähigkeit, trotz weiterhin vorhandener Empfindungen, Gefühlen oder Gedanken, auch Craving oder Suchtdruck, bewusst und mit mehr Mitgefühl für sich selbst zu handeln, anstelle automatisiert, z. B. vom Suchtdruck getrieben, zu reagieren (**R**espond).

Kasten 4.1: Ablauf der Übung »Nüchtern-Atmen« anhand des englischen Akronyms SOBER (=nüchtern) (nach Bowen et al 2012).

> **S**top = Innehalten
> **O**bserve = Beobachten / Aufmerksam verfolgen
> **B**reath = Atemwahrnehmung
> **E**xpand = Wahrnehmung erweitern
> **R**espond = Reagieren

Die »Nüchtern-Atmen« wird zunächst drei Mal täglich in unterschiedlichen Situationen eingeübt. Im weiteren Verlauf ist sie fester Bestandteil der Sitzungen (und der Hausaufgaben), allerdings wird die Durchführung jeweils variiert, um eine bessere Generalisierung zu erzielen. In der vierten Sitzung werden die Teilnehmer beispielsweise aufgefordert, die »Nüchtern-Atmen« in einer Risikosituation einzusetzen. Das Üben in Risikosituationen fördert die Fähigkeit, schwierige Erlebnisse im Alltag bewusst wahrzunehmen. Analog dazu wird das »Nüchtern-Atmen« in der 5. Sitzung in Paaren geübt. Die jeweiligen Paare berichten sich gegenseitig von einer alltäglichen Schwierigkeit, die dann mittels der Übung anhand der einzelnen Schritte analysiert und bearbeitet werden können. Besonders gut eignen sich hierfür alltägliche Stresssituationen, wie Verkehrsstau, Auseinandersetzung mit Kollegen oder Enttäuschungen zu Hause.

Liebevolle Güte (Lovingkindness)

Die Übung »Liebevolle Güte« ist Teil von Selbstmitgefühl und fördert einen freundlichen, gütigen und mitfühlenden Umgang mit sich selbst, seiner Abhängigkeitserkrankung und anderen Personen. Eine ausführliche Beschreibung von Selbstmitgefühl erfolgt in Kap. 6. Auch wenn Selbstmitgefühl zu Beginn nicht integraler Bestandteil achtsamkeitsbasierter Verfahren war, so wurde bereits in der zweiten Auflage von MBCT die Relevanz von Selbstmitgefühl betont (Segal et al. 2012). Aufgrund der gerade bei Abhängigkeitserkrankungen häufig vorhandenen Selbstvorwürfe und Selbstverurteilungen durch den inneren Kritiker wurden von Bowen et al. explizit Übungen in liebevoller Güte in das MBRP-Programm aufgenommen. Die Kultivierung von Freundlichkeit und Mitgefühl sich selbst gegenüber ist gerade in der Therapie von Abhängigkeitserkrankungen ein wichtiger Bestandteil.

Übungen zur liebevollen Güte bestehen in der Regel darin, dass die Übenden lernen, sich selbst und anderen gegenüber freundlich zu sein. Wünsche nach Gesundheit, Sicherheit, Frieden und einem Leben frei von Leiden werden an sich selbst und andere gerichtet. Klassische Formeln sind: »Möge ich sicher sein und keinen Schaden erleiden, möge ich inneren Frieden und Leichtigkeit finden« (Bowen et al. 2012). Dabei wird in der Regel damit angefangen, diesen Zustand sich selber zu wünschen. Kann dieser Wunsch stabil und authentisch sich selbst gegenüber entwickelt werden, wird er nacheinander auf einen engen Freund, eine neutrale Person und auf eine Person, zu der das Verhältnis belastet ist, ausgeweitet. Die Meditation endet damit, dass dieser Wunsch auf alle fühlenden Wesen ausgedehnt wird. Letztendlich geht es darum, sich selbst und anderen gegenüber ohne Vorbedingungen freundlich, gütig und liebevoll zu sein, und zwar gegenüber den Stärken und Schwächen von sich selbst und anderen. Bei diesen Übungen werden rasch ablehnende und kritische Haltungen gegenüber sich selbst, der eigenen Abhängigkeitserkrankung und nicht gemochten Persönlichkeitsanteilen deutlich. Eine therapeutische Bearbeitung des Themas »innerer Kritiker« und daraus resultierend eine neue Form von Akzeptanz der eigenen Person und von anderen wird ermöglicht.

Mindfulness Orientied Recovery Enahncement (MORE)

Ein weiteres achtsamkeitsbasiertes Therapieverfahren in der Suchttherapie ist das «Mindfulness Oriented Recovery Enhancement«

(More), welches eine Weiterentwicklung der MBCT-Therapie darstellt (Garland 2012). Ziel der MORE-Therapie ist es, die Verbindung von Kognition, Emotion und physiologischen Reaktionen, die mit einer Suchterkrankung verbunden sind, zu unterbrechen. In zehn achtsamkeitsbasierten Gruppensitzungen werden ähnlich wie bei MBSR, MBCT und MBRP Achtsamkeitsübungen im Liegen, Sitzen, Stehen und Gehen durchgeführt. Wie bei den anderen Verfahren werden die Themen Autopilot und Achtsamkeit, Stress, Anhaftung und offenes Gewahrsein, liebevolle Güte und achtsame Kommunikation sowie Selbstmitgefühl behandelt. Als suchtspezifische Themen werden Craving, Trigger und Urge Surfing in den Therapiestunden angesprochen und eine neue Form des Umgangs damit vermittelt. In einer ersten randomisierten Studie konnte die Wirksamkeit dieser achtsamkeitsbasierten Therapieform nicht nur an alkoholabhängigen, sondern auch an opioidabhängigen Patienten auch mittels physiologischer Parameter nachgewiesen werden (Garland et al. 2013, 2014, 2016).

5

Achtsamkeit in der Dialektisch Behavioralen Therapie DBT-S

»*My religious experience transformed me, but I could never promise that to someone else. For most people transformation is slow – it happens without you realizing it.*«[1]
Marsha Linehan, The power of rescuing others

---

[1] http://www.nytimes.com/interactive/science/lives-restored-series.html#/¬marsha-linehan

Grundprinzipien der Dialektisch Behavioralen Therapie (DBT)

Die dialektisch behaviorale Verhaltenstherapie wurde von Marsha Linehan für chronisch suizidale Patienten mit einer Borderline-Persönlichkeitsstörung entwickelt (Linehan 1993). Hintergrund war, dass bisherige klassisch verhaltenstherapeutische Interventionen von den Patienten nur schwer umgesetzt werden konnten und von den betroffenen Patienten kaum angenommen wurden. Bemühungen, den Patienten ihre Erkrankung zu vermitteln und hierdurch eine Akzeptanz der Erkrankung zu erreichen, waren nicht zielführend. Der Grundgedanke von Marsha Linehan in der neu entwickelten DBT-Therapie war es daher, beide Ansätze »dialektisch« zu verbinden. Die Patienten sollen einerseits lernen, ihre Erkrankung achtsam anzunehmen und zu verstehen. Andererseits sollen konkrete Verhaltensänderungen vermittelt werden, die es ermöglichen, insbesondere in »Hochrisiko«-Situationen mit innerer Anspannung umzugehen und diese zu reduzieren. Grundsätzlich wird in der DBT von einer Emotionsregulationsstörung ausgegangen, die bei Borderline-Patienten dazu führt, dass sie immer wieder in Anspannungszustände geraten, in denen hilfreiches, gesundes und zielführendes Verhalten nicht mehr möglich ist. Betroffene Patienten leiden unter einer erhöhten Verletzbarkeit, die häufig nicht rechtzeitig wahrgenommen wird, und sind nicht in der Lage, mit unangenehmen, intensiven Emotionen umzugehen. Die erhöhte Verletzbarkeit führt zu vermehrter innerer Anspannung. Die Unfähigkeit, Emotionen adäquat zu regulieren, verstärkt die Anspannungsspirale nochmals. In diesen Situationen versuchen Patienten, ihre Anspannung als letzten Ausweg mittels dysfunktionaler selbstschädigendem Verhalten abzubauen. Selbstverletzung, Suizidversuche oder auch Substanzkonsum sind typische Beispiele eines »hilflosen« Versuchs, mit zu hoher innerer Anspannung und Stress umzugehen (Linehan et al. 2006).

Die dialektisch behaviorale Therapie ist nach dem Grundprinzip Akzeptanz vor Veränderung in zwei dialektisch verbundene Behandlungsdimensionen gegliedert (Linehan 2006, Bohus und Wolf-Arehult 2013). Meist im einzeltherapeutischen Setting werden akute Krisensituationen und die damit verbundenen selbstschädigenden, dysfunktionalen Verhaltensmuster, auch im Kontext der Biografie der Patienten, analysiert. Anhand von Verhaltens- und Emotionsanalysen können Abfolge, teilweise auch Ursachen von dysfunktionalen Verhaltensmuster und zugrundeliegende emotionale Schemata detailliert herausgearbeitet werden. Neben der Erarbeitung der individuellen Verhaltensmuster werden im Rahmen von Fertigkeiten (Skills)-Trainings, neue kognitive, emotionale und handlungsbezogenen Reaktionen vorgestellt und eingeübt, die kurz- und langfristig zu einem Maximum an positiven und einem Minimum an negativen Ergebnissen führen. Das Skill-Training selbst besteht aus den fünf Modulen äußere und innere Achtsamkeit, bewusster Umgang mit Gefühlen, zwischenmenschliche Fähigkeiten, Selbstwert und Stresstoleranz.

Da in der DBT neben dem Modul Achtsamkeit in den anderen Modulen klassisch verhaltenstherapeutische Techniken vermittelt werden, stellt die DBT kein klassisches achtsamkeitsbasiertes Verfahren dar. Achtsamkeit in der DBT hat nicht den zentralen Stellenwert wie bei MBSR, MBCT oder MBRP, sondern ist lediglich *ein* Modul des Therapiekonzeptes. Daher stellt die DBT eine Mischung aus achtsamkeitsorientierten und achtsamkeitsbasierten Ansätzen dar. In den letzten Jahren wird der Fertigkeit der Achtsamkeit mehr Aufmerksamkeit gewidmet. Achtsamkeit als Fähigkeit, sich selbst mit all den unterschiedlichen Empfindungen und Reaktionsweisen, auch im Kontext mit dem dazugehörigen Umfeld, wahr- und anzunehmen ist Basis für die Wirksamkeit von Veränderungen und der Anwendung der anderen Therapiemodule. Marsha Linehan spricht in diesem Zusammenhang von »Wise Mind«, der eine Verbindung aus Verstand und Emotion darstellt und Patienten befähigt, hilfreiche und konstruktive Handlungsoptionen zu identifizieren und umzusetzen.

Das Modul Achtsamkeit selbst fördert die Fähigkeit, anhand von einfachen und kurzen Übungen, eigene Gedanken, Gefühle und Körperempfindungen wahr- und annehmen sowie zu diesen mittels der Beobachterposition eine innere Distanz aufbauen zu können. Außerdem wird die Fähigkeit gestärkt, sich bewusst Gedanken oder Gefühlen zu- oder abwenden zu können. Gerade bei Craving stellt die Fähigkeit, sich vom Suchtdruck zu lösen und einen neuen Fokus auszuwählen, einen wichtigen Anti Craving Skill dar.

Die Dialektisch Behaviorale Therapie – Sucht (DBT-S)

Die Dialektisch Behaviorale Therapie – Sucht (DBT-S) stellt eine Weiterentwicklung der DBT-Therapie dar (Linehan et al. 1999, Dimeff und Linehan 2008, Kienast 2013). Die Grundprinzipien von individuellen Verhaltens- und Emotionsanalysen in Kombination mit Fertigkeitentraining, insbesondere der Achtsamkeit, sind zentrale therapeutische Säulen von DBT-S. Ergänzt wurde die klassische DBT-Therapie für Patienten mit Borderline-Störungen und komorbider Sucht um ein weiteres Therapiemodul »Sucht«. Das Modul »Sucht« umfasst psychoedukative Aspekte zur Diagnostik und Entwicklung von Abhängigkeitserkrankungen, Behandlungsmöglichkeiten, insbesondere unter Berücksichtigung der Motivationstherapie, sowie einen neuen Umgang mit Rückfällen. Achtsamkeit als bewertungsfreies Wahrnehmen des »Hier und Jetzt« ist wie in der klassischen DBT eine zentrale Fertigkeit (Skill) für Patienten mit Borderline-Persönlichkeitsstörung und komorbider Substanzabhängigkeit. Achtsamkeit stellt das Gegenstück zu den Wirkungen von Suchtmitteln, also bewusstseinsverändernder Substanzen, dar. Die aus der DBT bekannten Grundprinzipien der »Wie«- und »Was«-Fertigkeiten der Achtsamkeit bilden die Basis aller weiteren, so genannten Suchtskills der DBT-S.

Suchtmittelkonsum aus Sicht der DBT-S

Im Verständnis der DBT-S führen Suchtmittel, ob Alkohol, Medikamente oder Drogen, zu einer quantitativen und qualitativen Veränderung bewussten Erlebens. Aufgrund der durch Suchtmittel bedingten Veränderungen der Wahrnehmung im »Hier und Jetzt« wird in der DBT-S davon ausgegangen, dass die Wirkungen von Suchtmitteln mit Dissoziationszuständen zu vergleichen sind (Dimeff und Linehan 2008; Linehan et al. 1999, 2002, 2006). Da die Effekte dieser Art von »Dissoziationszuständen« von Patienten mit Borderline-Störungen zur Linderung von emotionalen Spannungszuständen erwünscht sind, können sich bei chronischem Konsum von Suchtmitteln sekundäre Abhängigkeitserkrankungen entwickeln (Bornovalova et al. 2012). Der Wunsch nach einer Linderung bestehender qualvoller emotionaler Zustände mit Hilfe von Suchtmitteln ist aus Sicht der Patienten nachvollziehbar. Kurzfristig führt der Konsum zu einer »Steigerung« der Lebensqualität. Mittelfristig besteht jedoch die Gefahr einer Abhängigkeitsentwicklung. Außerdem sinkt bei den Betroffenen die Fähigkeit, ohne Suchtmittel Spannungszustände regulieren zu können (Kienast 2013).

Achtsamkeit (Mindfulness) in diesem Kontext fördert die Fähigkeit, unangenehme Emotionen und Spannungszustände frühzeitig wahrnehmen und annehmen zu können, ohne diese sofort mit Suchtmitteln »betäuben« zu müssen (Dimeff und Linehan 2008). Der Ursprung der Achtsamkeitsprinzipien in der DBT und DBT-S sind die Traditionen des Zen Buddhismus (Linehan 1993). Achtsamkeit in der DBT-S fördert die Fähigkeit, Sinneseindrücke nicht-bewertend wahrzunehmen, ohne sofort reagieren zu müssen. Spannungszustände und daraus resultierende Impulse können aus der Beobachterperspektive wahrgenommen werden. Unangemessene und impulsive Reaktionen in Situationen mit Anspannung oder emotionalen Belastungen können verhindert werden. Auslöser und Schlüsselreize, die zu einer Aktivierung von Stress und Impulsdurchbrüchen führen können, werden rechtzeitig wahrgenommen, alternative »gesunde« Reaktionsweisen können umgesetzt werden. Ohne die Fähigkeit des achtsamen Wahrnehmens kommt es bei den Betroffenen in Spannungszuständen zu automatisierten Reaktionsweisen, ohne dass die sich über die Folgen ihrer Reaktionsweisen, z. B. den Suchtmittelkonsum bewusst sind. Im »Autopilotenmodus« geht die Kontrolle über sich selbst und das eigene Verhalten verloren (Beck et al. 2009; Kienast und Heinz 2012). Achtsamkeitstechniken helfen in der DBT-S, dysfunktionale Konditionierungen und Automatismen zu erkennen und fördern die Fähigkeit, diesen nicht folgen zu müssen. Je achtsamer die Wahrnehmung des Hier und Jetzt mit damit verbundenen Emotionen und Handlungsimpulsen ist, desto eher gelingt es, alternative Handlungsoptionen zu erkennen und umzusetzen (Linehan 1993; Bohus und Wolf-Arehult 2013).

Therapeutische Ziele

In der DBT-S werden nach dem Prinzip der dialektischen Abstinenz die unvereinbaren Pole Achtsamkeit als volle Aufmerksamkeit auf das Hier und Jetzt und Suchtmittelkonsum als »Chemische Dissoziation« in Verbindung gebracht (Kienast und Bermpohl 2013). Bei der »chemischen Dissoziation« möchte der Patient sich im Hier und jetzt nicht spüren, bei Achtsamkeitsübungen ist das Ziel, alle Empfindungen im Hier und Jetzt bewusst wahrzunehmen.

Die dialektische Abstinenz der DBT-S erlaubt einen Suchtmittelkonsum für einen begrenzten Zeitraum, in dem der Konsum von Medikamenten oder Subtanzen, z. B. Cannabis, vom Therapeuten toleriert wird. In diesem Zeitraum wird die Theorie der Achtsamkeit vermittelt. Anhand von ersten einfachen Achtsamkeitsübungen werden Patienten an das Prinzip Achtsamkeit herangeführt. Weiterhin werden alternative Fertigkeiten (Skills) zur Spannungsentlastung und Problemlösung erarbeitet und eingeübt. Skills zur Spannungsreduktion haben das Ziel, dass Krisen auch unter Abstinenz bewältigt werden können und die Selbstwirksamkeitserwartung der Betroffenen bezogen auf die Fähigkeit zur Abstinenz zunimmt. Skills zur Problemlösung beinhalten den Umgang mit unangenehmen Emotionen, zwischenmenschlichen Konflikten und dem eigenen Selbstwert und stellen nach einer ersten Stabilisierungsphase die zentralen Inhalte der Therapie dar.

Nach der Motivationsphase wird mit den Patienten eine Suchtmittelabstinenz, zumindest für eine Substanz vereinbart. Die dialektische Abstinenz ermöglicht mit den Patienten zu unterschiedlichen Substanzen unterschiedliche Therapieziele von der Abstinenz bis hin zum tolerierten Konsum zu erarbeiten. So kann z. B. Abstinenz für Opiate vereinbart und zugleich ein Suchtmittelkonsum z. B. von Cannabis vom Therapeuten toleriert werden. Im Sinne der dialektischen Abstinenz ist es im therapeutischen Prozess wichtig, Patienten zu verdeutlichen, dass der Wunsch nach einem weiteren Konsum zur Linderung von Beschwerden auch aus Sicht der Therapeuten verständlich ist und eine generelle Abstinenz eine Überforderung darstellen kann (Validierung). Trotzdem ist es Aufgabe der Therapeuten, den Patienten zu vermitteln, dass therapeutische Fortschritte langfristig nur bei Suchtmittelfreiheit möglich sind. Im Rahmen der dialektischen Abstinenz erlernen die Patienten, Rückfälle zu antizipieren und in der Therapie Strategien zum Umgang mit einem erneuten Suchtmittelkonsum zu erarbeiten. Die Skills »Kluger Kopf« und »Erfolgreich Scheitern« sollen den Patienten auf einen möglichen Rückfall vorbereiten und schädliches Verhalten bei einem Rückfall reduzieren.

Achtsamkeit in der DBT-S

Fertigkeiten zur Steigerung der inneren Achtsamkeit haben eine zentrale Bedeutung in der DBT und werden daher zu Beginn der Therapie vermittelt (Mundle et al. 2014). Diese Übungen beruhen auf den östlichen Meditationspraktiken, insbesondere der Zen-Meditation, und haben als Ziel, sich bewusst auf eine Sinneswahrnehmung im Hier und Jetzt zu konzentrieren (z. B. Alltagsgeräusche, Farben der Umgebung, Tasten von Materialien usw.). Neben der Fokussierung auf eine Sinneswahrnehmung ist ein weiteres Ziel, die Beobachtung nicht-wertend vorzunehmen. Um den Patienten einen vereinfachten Einstieg in das zunächst sehr komplexe Thema Achtsamkeit zu ermöglichen, beschreibt die DBT Was- und Wie-Fertigkeiten. Die Was-Fertigkeiten der inneren Achtsamkeit erklären, was zu tun ist: Beobachten, Beschreiben, Teilnehmen. Die Wie-Fertigkeiten erklären, wie etwas getan werden soll: wirkungsvoll, konzentriert, nicht-bewertend. Insgesamt ist die innere Achtsamkeit ein Weg, im gegenwärtigen Moment zu sein und Gefühle, Gedanken sowie Körperempfindungen bewusst wahrzunehmen. Unangenehme und belastende Gedanken oder Gefühle an Vergangenheit und/oder Zukunft sowie dysfunktionale emotionsabhängige Verhaltensreaktionen oder Impulse, Suchtmittel zu konsumieren, werden als Reaktionsmuster identifiziert, denen nicht gefolgt werden muss. Die nicht-wertenden offene Beobachterposition ermöglicht sich von diesen Reaktionsmustern zu distanzieren und »frei« zu entscheiden, welchen Verhaltensoptionen hilfreich sind und welchen Impulsen nicht gefolgt werden sollte.

Skills Training

Achtsamkeit wird in der DBT und DBT-S als verhaltenstherapeutische Methode vermittelt (Dimeff und Linehan 2008, Linehan et al. 1993). Achtsamkeitsübungen sind einfach und schlicht gehalten, damit sie von Nutzern schnell verstanden und umgesetzt werden. Das Erlernen der Achtsamkeitstechnik erfolgt zuerst anhand von einfachen Übungen, in denen auf ein einzelnes Ziel, z. B. den Atem fokussiert wird. Nach Erlernen dieser Technik werden die Achtsamkeitsübungen auf komplexe Phänome und Situationen ausgeweitet. Ziel ist der Übungen ist es, Achtsamkeit im Alltag einsetzen zu können. Typische Beispiele sind ein kurzes Innehalten und die Wahrnehmung des Atems am Schreibtisch, in der Warteschlange im Supermarkt oder im Alltag zu Hause. Um erste Erfolge erfahren zu können, ist eine regelmäßige Übungspraxis von mehreren Wochen erforderlich.

Achtsamkeit wird in der DBT und DBT-S in zwei Fertigkeitsdimensionen aufgeteilt (Bohus und Wolf-Arehult 2013): 1. Was-Fertigkeiten und 2. Wie-Fertigkeiten. Um kognitiv-emotionale Schemata zu erkennen und auf ihre Gültigkeit zu prüfen, wird eine imaginative Distanzierung im Sinne des Einnehmens einer Satellitenposition (Meta-Kognition) trainiert. Ein Beispiel hierfür ist der Satz: »Ich bin nicht mein Gefühl, ich habe ein Gefühl«.

Was-Fertigkeiten

Die Was-Fertigkeiten beinhalten das Erlernen von Wahrnehmen, Beschreiben und Teilnehmen. Ziel diese Fertigkeiten ist es, sich seiner selbst im Alltag bewusst zu werden. Eine wichtige Grundannahme in der DBT ist, dass impulsives und stimmungsabhängiges Verhalten durch einen Mangel an Bewusstheit geprägt ist. Wenn Verhaltensweisen verändert oder neu erlernt werden sollen, ist ein bewusstes Beobachten, Beschreiben und Teilnehmen erforderlich.

- *Wahrnehmen* beschreibt die Fähigkeit, Gedanken, Gefühle oder sonstige Empfindungen bewusst anzuschauen, ohne sich von ihnen vereinnahmen zu lassen.
- *Beschreiben* bedeutet die Fähigkeit, eigene Wahrnehmungen zu benennen. Das eigene Erleben wird in Worte gefasst.
- *Teilnehmen* beschreibt die Fähigkeit, sich ganz auf die Situation einzulassen.

Wie-Fertigkeiten

Die *Wie*-Fertigkeiten beschreiben die Art und Wiese, wie die Was-Fertigkeiten umgesetzt werden sollen: nicht-bewertend, konzentriert und wirkungsvoll.

Nicht-bewertend bedeutet eine offene unvoreingenommene Haltung. »Es ist wie es ist, sonst wäre es nicht so«. Diese Betrachtung folgt keiner ideologischen Weltanschauung, wie zum Beispiel dem Gedanken an eine religiöse Vorbestimmung. Bewertungen von Gedanken oder Reaktionsmuster haben eine große Bedeutung, da zukünftiges Verhalten stark von Bewertungen möglicher Reaktionsweisen abhängt. Reaktionen, die außerhalb des »positiven« Bewertungsrahmens liegen, werden verworfen und nicht umgesetzt. Neue Lösungswege gehen verloren. Da Bewertungen zum menschlichen Alltag gehören, ist es wichtig, sich in den Achtsamkeitsübungen dieser Bewertungen bewusst zu werden. Nicht-bewertend bedeutet nicht, dass keine Bewertungen mehr auftreten sollen. Im Gegenteil, eigene Bewertungen sollen offen und neugierig wahrgenommen und ihre wahre Natur erkannt werden. Hilfestellungen sind: »Bewertungen sind Gedanken und keine Fakten«, analog dazu: »Gefühle sind Gefühle und nicht mehr und nicht weniger«.

Konzentriert bedeutet, die gesamte Aufmerksamkeit auf das eine Objekt oder die eine Situation zu richten. Das Gegenteil von konzentriert ist der Autopilotenmodus. Verhalten und Handlungen werden automatisiert durchgeführt, ohne dass der Einzelne sich dessen bewusst ist.

Wirkungsvoll bedeutet, den Sinn und Wert einer Handlung im Auge zu behalten und Handlungen zu einem geeigneten Zeitpunkt durchzuführen. Das Gegenteil von wirkungsvoll ist »mit dem Kopf durch die Wand« gehen zu wollen.

Achtsamkeits-Skills in der DBT-S

In der DBT-S werden zusätzlich zu den allgemeinen Achtsamkeitsübungen der DBT spezifisch für Suchtpatienten entwickelte Achtsamkeitsübungen vermittelt (Kienast 2013).

DBT-S Achtsamkeitsskill: »Urge Surfing«

Achtsamkeitsübungen in der DBT-S haben als Ziel, Craving, also das bewusste Verlangens nach einem Suchtstoff, frühzeitig zu erkennen und einen neuen Umgang mit diesem Verlangen zu erlernen. Ein Achtsamkeits-Skill ist die Übung »*Urge Surfing*« nach Marlatt und

Gordon (1985). Grundannahme dieser Übung ist es, dass Suchtmittelverlangen sich im Verlauf der Zeit verändert und vergänglich ist. Craving stellt eine veränderliche Bewegung dar, welche wie bei einer Welle im Sande verläuft und verschwindet. Die Übung »Urge Surfing« vermittelt die Fähigkeit, Suchtdruck als Welle anzusehen, mit der Welle Suchtdruck mitzugehen bzw. zu »surfen« und die Veränderungen dieser Welle zu beobachten. Das Beobachten von Suchtdruck als Welle fördert einen Perspektivenwechsel. Suchtdruck wird nicht mehr als Bedrohung erlebt, sondern als ein sich veränderndes und endliches Phänomen betrachtet. Achtsames Beobachten von Craving als Welle hilft, nicht mehr Gefangener von Suchtdruck zu sein. Dies fördert die Fähigkeit, sich von dem Drang, konsumieren zu müssen, lösen zu können und aus der Satellitenposition Suchtdruck zu beobachten. Die Übung »Urge Surfing« ist mit Patienten ausführlich zu besprechen. Während der Übung kann der Suchtdruck wie eine Welle steigen. Notwendig ist eine ausreichende Verankerung in der Beobachterposition, um Suchtdruck nicht folgen zu müssen und Substanzmittel zu konsumieren. Daher muss diese Übung vom Therapeuten sorgfältig begleitet werden.

DBT-S Achtsamkeitsskill: »Alternative Rebellion«

Suchtmittelkonsum kann die Funktion haben, gegen bestimmte Situationen, Personen oder auch gegen Langeweile zu rebellieren. Der Skill »Alternative Rebellion« hilft Patienten, die Motivation für ihre Rebellion zu erkennen und alternative, langfristig hilfreiche Verhaltensmuster im Umgang mit ihrer Rebellion zu etablieren. »Alternative Rebellion« fördert die Fähigkeit, langfristige Effekte eigenen Handelns zu erkennen. Achtsamkeit ermöglicht, eigene Gedanken, Wünsche oder auch biografisch bedingte Schemata zu erkennen. Aus der Satellitenperspektive können Mechanismen des Suchtmittelkonsums besser verstanden werden. Das Erlangen einer Meta-Ebene befähigt Verhaltensmuster einer »alternativen Rebellion« herauszuarbeiten und umzusetzen (McMain et al. 2007).

Achtsamkeitsbasierte Stresstoleranzskills der DBT-S

In der DBT-S wird bei den Stresstoleranzskills zwischen den Kategorien »Skills zur Krisenbewältigung« und »Skills zum Annehmen der Realität« unterschieden.

Achtsamkeitsbasierte Skills zur Krisenbewältigung

Anti Craving Skills »3xA«

Das Anti Craving Skill »3xA« beinhaltet »**A**nnehmen«, »**A**nfeuern« und »**A**breiten«. Patienten lernen, Frühwarnzeichen von »Craving« zu erkennen und als bewusstes Verlangen in sich anzunehmen. Anfeuern bedeutet Verlangen nicht zu verleugnen, sondern vermittelt Techniken im aktiven Umgang mit Craving. Abreiten basiert auf dem von Marlatt und Gordon (1985) entwickelten Achtsamkeitsskill »Urge Surfing«. Suchtmittelverlangen wird als ein sich veränderndes Phänomen erlebt, welches über die Zeit abebbt, auch ohne Suchtmittel zu konsumieren (siehe oben).

»Urge Surfing-5S!«

Der Skill »Urge-Surfing-5S« basiert ebenfalls auf dem von Marlatt und Gordon (1985) entwickeltem Achtsamkeitsskill »Urge Surfing«. Die Patienten lernen, Suchtmittelverlangen aufmerksam zu verfolgen. Der Ausdruck Urge Surfing bedient sich der Analogie, dass der Betroffene auf seiner Suchtdruckwelle surfen soll wie ein Wellenreiter mit seinem Surfboard auf einer Welle. Über dieses Bild kann dem Patienten die Veränderung des Suchtdrucks über die Zeit veranschaulicht werden. Im Gegensatz zu der Übung von Marlatt und Gordon wird bei diesem DBT-S Skill aktiv Widerstand gegen das Suchtmittelverlangen aufgebaut. Das Surfbrett, mit der auf der Welle geritten wird, stellt bei diesem Skill eine Metapher für tragfähige Werte des Einzelnen dar. Werte im Einzelfall können Gesundheit, guter Schlaf, gesunde Ernährung oder unterstützende soziale Kontakte sein. Die Verdeutlichung dieser Werte soll den Patienten helfen, auch bei starkem Verlangen das Ziel der Abstinenzerhaltung nicht aus dem Auge zu verlieren. Die »5S!« stehen für:

- **S**püren und akzeptieren Sie den Suchtdruck
- Formulieren Sie einen starken **S**atz um zu akzeptieren, dass der Suchtdruck vorhanden ist
- **S**chätzen Sie die Stärke des Suchtdrucks ein und verbinden Sie sich mit Ihren Werten
- **S**uchen Sie die Welle
- **S**urfen Sie los!

»Entwaffne Deinen Feind«

Bei dem Skill »Entwaffne deinen Feind« wird Suchtdruck »personifiziert« und als Aggressor angesehen, der Angriffe auf das suchtmittelfreie Leben vornimmt. Mit diesem Skill sollen Kräfte mobilisiert werden, die helfen, erfolgreich dagegen anzukämpfen.

In der konkreten Umsetzung werden im ersten Schritt Frühwarnzeichen und Erkennungsmerkmale von Craving als »Bild« dargestellt. Je geübter die Patienten sind, desto besser können auch geringe Frühwarnsymptome von Craving erkannt werden. In einem zweiten Schritt wird für das Bild ein griffiger Name gefunden. Dieser ermöglicht es, sich als »gesunde« Person vom eigenen »Suchtanteil« zu distanzieren. Suchtmittelverlangen wird als Feindbild betrachtet, gegen Abwehrmechanismen aufgebaut werden. Sobald der Feind sich meldet, d. h. Frühwarnzeichen von Craving auftreten, können Abwehrmechanismen aktiviert werden, die den Feind in die Flucht schlagen.

Achtsamkeitsbasierte Skills zum Annehmen der Realität

»Kluger Kopf«

Der DBT-S Skill »Kluger Kopf« fördert die Fähigkeit von dialektischem, lösungsorientierten Denken und Handeln. Menschen mit Abhängigkeitserkrankungen erleben sich selbst zwischen Selbstüberschätzung (»Verleugnender Kopf«) und konsumorientiertem Denken und Verhalten (»Abhängiger Kopf«). Der »Kluge Kopf« weiß um die Gefahren des Suchtmittelkonsums und um den »Übermut« eines durch einige Abstinenzerfolge beflügelten Kopfes (Verleugnender Kopf). Aus diesem Grund befähigt ein gut trainierter »Kluger Kopf« dazu, realisierbare Lösungen zu entwerfen. Weiterhin stellt er die innere Bereitschaft des Betroffenen, mit dieser Fähigkeit gefundene Lösungen aktiv umzusetzen, auch wenn diese als Kompromisse erlebt wird. Achtsamkeit ist eine Schlüsselfertigkeit, mit der es leichter gelingt, eine solche Differenzierung des Denkens treffen zu können (McMain et al. 2007).

»Erfolgreich scheitern«

Der Skill »erfolgreich scheitern« befähigt die Patienten, im Falle eines Konsumereignisses oder Rückfalls rasch die notwendigen Schritte einzuleiten, die zu einer schnellstmöglichen Rückkehr der Abstinenz führen. Achtsamkeit befähigt, Gelegenheiten zur Abstinenzsicherung frühzeitig erkennen zu können.

»Cravingprotokoll«

Der erste und wichtigste Schritt im Umgang mit Craving ist eine genaue Beobachtung und Dokumentation von Craving. Hierzu gibt es ein Arbeitsblatt, in dem Uhrzeit, Situation, Leitender drängender Gedanke, leitendes drängendes Gefühl, körperliche Zeichen, Intensität des Cravings dokumentiert werden. Außerdem wird aufgeschrieben, was geholfen hat, Craving zu widerstehen.

»Brücken zum Konsum abreißen«

Das Arbeitsblatt »Brücken zum Konsum abreißen« dient der Aufrechterhaltung der Abstinenz und der Reduzierung des Rückfallrisikos. Unter »Brücken zum Konsum« werden Verhaltensmuster, Orte oder Personen verstanden, die bisher mit Suchtmittelkonsum verbunden waren. Beispiele hierfür sind die Kneipe, in der regelmäßig Alkohol konsumiert wurde oder der Dealer, der immer die Drogen besorgt hat. Ziel dieses Arbeitsblattes ist es, sich dieser Verbindungen bewusst zu werden und zu überlegen, wie sie abgebrochen werden können.

»Astrein«

Das Arbeitsblatt »Astrein« hat das Ziel, eine geeignete Selbsthilfegruppe zu finden und regelmäßig zu besuchen. Die Patienten werden aufgefordert, möglichst viele Selbsthilfegruppen in ihrer Umgebung zu identifizieren und zu besuchen. Anhand von Ansprüchen und Befürchtungen wird eine Selbsthilfegruppe ausgewählt, die regelmäßig besucht wird.

Die Vermittlung von Achtsamkeitsskills ist ein zentraler Teil des DBT-S. Das regelmäßige Training dieser Skills ermöglicht den Patienten, schädliche Verhaltensmuster des Suchtmittelkonsums zu erkennen, und eröffnet alternative Handlungsoptionen. In der DBT-S werden Achtsamkeitsskills in einem für verhaltenstherapeutische Methoden typischen Stil vermittelt. Nach einer kurzen Phase der Psychoedukation erfolgt eine regelmäßige Übungspraxis. Achtsamkeit in der DBT-S hat die Zielsetzung, dysfunktionales Verhalten frühzeitig erkennen, Craving als automatisiertes Suchtverhalten und Impulsivität als Teil der Persönlichkeitsstörung besser bewältigen zu können. Achtsamkeit ermöglicht die Entwicklung einer Beobachterperspektive, deren Qualität eine neutrale, nicht bewertende Haltung ist, die gerade bei emotionalen Anspannungszuständen automatisierte, nicht hilfreiche Gedanken und Handlungsimpulse erkennen lässt, ohne diesen folgen zu müssen. Neue Lösungswege für bisher problematische Situationen können aus dieser Beobachterperspektive entdeckt und umgesetzt werden. Zusätzlich zu den primär achtsamkeitsorientierten Anti Craving Skills kommen klassische suchttherapeutische Instrumente, wie z. B. der regelmäßige Besuch von Selbsthilfegruppen, ein Cravingtagebuch oder die Identifikation von potentiell gefährdenden Orten, Personen oder Situationen zum Einsatz.

6

Achtsamkeit und Selbstmitgefühl

»So wie ein Vogel nur mit zwei Flügeln fliegen kann, so müssen Weisheit und Mitgefühl gleichzeitig entwickelt werden.«
Matthieu Ricard

Selbstmitgefühl ist eine Eigenschaft, die in jedem Menschen vorhanden ist. Es beschreibt die Fähigkeit, Leiden und Schmerz bei sich selbst zu empfinden und sich selbst Trost zu spenden. Verbunden mit Selbstmitgefühl sind der Wunsch, Leiden zu lindern, und die Bereitschaft, Verantwortung für sich selbst zu übernehmen und fürsorglich mit sich selbst umzugehen.

Trotz des hohen Stellenwertes von Selbstmitgefühl für unsere Gesundheit wird die Fähigkeit zu Selbstmitgefühl in unserer Kultur und Gesellschaft kaum gefördert. Die meisten von uns können

Freunden, die in Not sind, Mitgefühl entgegenbringen und Trost spenden. Bei eigenen Fehlern oder Leiden reagieren viele nicht mit Selbstmitgefühl, sondern mit Selbstkritik, Vorwürfen, und Ablehnung. Gerade bei Abhängigkeitserkrankungen spielen Selbstkritik und Selbstvorwürfe eine große Rolle. Die Unfähigkeit, Mitgefühl für sich selbst und seine Erkrankung entwickeln zu können, fördert die Krankheitsspirale und verhindert häufig hilfreiche Therapien (Mundle et al. 2010). Scham und Schuld führen zu einem inneren Rückzug und zu einer Spirale aus negativen Gedanken, Gefühlen und Alkoholkonsum. Notwendige und hilfreiche Schritte im Sinne der Behandlung der Erkrankung werden nicht wahrgenommen (Mundle 2015). Aus Angst vor Kritik werden Therapien nicht begonnen oder im Verlaufe einer Therapie abgebrochen. Die Entwicklung von Selbstmitgefühl fördert die Fähigkeit, eine Suchterkrankung und notwendige therapeutische Hilfe nicht nur intellektuell, sondern auch wohlwollend und mit Freundlichkeit anzunehmen.

Die in diesem Buch beschriebene Praxis der Achtsamkeit fokussiert primär auf ein geistiges Verständnis von Achtsamkeit als eine Fähigkeit, absichtsvoll, im gegenwärtigen Augenblick und ohne Bewertung zu sein. Selbstmitgefühl mit den Qualitäten freundlich, wohlwollend und liebevoll wird als Grundhaltung der Übungspraxis zwar erwähnt, aber nicht aktiv in die Übungen eingebaut. Dennoch weist Jon Kabat-Zinn in seinem Buch »Zur Besinnung kommen« (2013) folgendermaßen auf die Qualitäten von Selbstmitgefühl hin: »Ich bin dahin gelangt, Meditation mehr als alles andere als einen Akt der Liebe anzusehen, eine nach innen gerichtete Geste des Herzens, die unsere Vollkommenheit selbst inmitten unserer offensichtlichen Unvollkommenheit anerkennt, in all unseren Mängeln, unseren Verletzungen, in unserem Verdruss und unserer gewohnheitsmäßigen Unbewusstheit« (Kabat-Zinn 2013, S. 81). In dem Handbuch der Achtsamkeitsbasierten Kognitiven Therapie (MBCT) wird die Grundhaltung der Freundlichkeit und Güte ebenfalls implizit beschrieben (Segal et al. 2008), aber auch in diesem Manual gibt es keine eigene Übung zum Thema Selbstmitgefühl.

Während die Achtsamkeitspraxis bei MBSR, MBCT und MBRP Selbstmitgefühl nur indirekt beinhaltet, wird in aktuellen Selbstmitgefühl-Manualen die Fähigkeit zum Selbstmitgefühl aktiv geschult und gefördert (Hofmann et al. 2011). Beispiele für derartige Selbstmitgefühl-Manuale sind »Achtsames Selbstmitgefühl – wie man sich von destruktiven Gedanken und Gefühlen befreit« (Germer 2009, 2012, Germer und Neff 2013), »Selbstmitgefühl - Schritt für Schritt (Neff 2014, 2016), »Selbstmitgefühl entwickeln – liebevoller werden mit sich selbst (Brähler 2015), »Mitfühlend leben – Mindfulness-Based Compassionate Living – MBCL (van den Brink und Koster 2013) oder die »Compassion Focused Therapy« (Gilbert und Plata 2013). Die Fähigkeit der Achtsamkeit, d. h. einer bewussten, offenen Wahrnehmung im Hier und Jetzt, wird in diesen Manualen um die Entwicklung einer liebevollen Grundhaltung, Güte und Mitgefühl erweitert. Beide Qualitäten, Achtsamkeit und Selbstmitgefühl, gehören zusammen und sind sich ergänzende Teile der Übungspraxis. Falsch verstandene Freundlichkeit und Fürsorge ohne Klarheit und Einsicht kann gerade bei Suchterkrankungen negative Auswirkungen im Sinne der Co-Abhängigkeit haben. Eine grenzenlose Rücksichtnahme auf süchtiges Verhalten kann dieses unterstützen und dem Betroffenen schaden. Achtsamkeit ohne Mitgefühl kann sich aber umgekehrt auch verhängnisvoll auswirken. Gefühlskälte und Strenge ohne Verbundenheit und Fürsorge können Menschen überfordern und vorhandene Schuld- und Schamgefühle verstärken. Achtsamkeit und Selbstmitgefühl ergänzen sich und gehören in einem Genesungsprozess zusammen.

Die Evolution von Selbstmitgefühl

Unser Gehirn hat sich über Millionen von Jahren zu einem hoch sensiblen Organ entwickelt, welches in der Lage ist, auf die allermeisten Situationen blitzschnell zu reagieren. Aufgrund der vielen Reaktionsmöglichkeiten können wir uns an viele unterschiedliche, auch schwierige Situationen anpassen. Entsprechend der Notwendigkeiten in den einzelnen Phasen der Entwicklung der Menschheit wurden diverse komplexe Reaktionsmuster entwickelt und in unterschiedlichen Regionen des Gehirnes abgespeichert. In einem Modell nach MacLean (1990) werden drei Ebenen des Gehirns unterschieden:

1. Reptiliengehirn:
   Der älteste Teil des Gehirnes, der für das Überleben zuständig ist, ist der Hirnstamm. Primäre Funktionen sind die grundlegenden Lebensprozesse, z. B. die Verteidigung des Reviers inkl. Kampf oder Flucht, die Ernährung bzw. die Jagd nach Beute und die Fortpflanzung der eigenen Art. Verbunden mit dem Hirnstamm sind die autonomen Funktionen des Körpers wie Puls, Blutdruck, Atmung oder Verdauung.
2. Altes Säugetiergehirn:
   Das »limbische System« oder »emotionale Gehirn« ist für das Zusammenleben einer Gruppe zuständig. Die für den Zusammenhalt einer Gruppe notwendigen Emotionen und Verhaltensmuster sind dort abgespeichert. Typische Emotionen sind Ärger, Angst, Traurigkeit und auch Freude. Typische Verhaltensbereiche sind Rivalität, Hierarchie, Zusammenhalt. Lernen im limbischen System erfolgt über Belohnung und Bestrafung.
3. Neues Säugetiergehirn:
   Der Neokortex ist der jüngste und flexibelste Teil des Gehirns. Er ist zuständig für schnelles Lernen und Anpassen an neue Situationen, insbesondere komplexe Formen des Zusammenlebens. Erstmals ist es durch die Fähigkeiten des Neokortex möglich, über eigene Verhaltensweisen nachzudenken und aus einer Beobachterposition heraus Impulse, Emotionen oder Reaktionsmuster zu betrachten. Die Fähigkeit über etwas nachzudenken ermöglicht, sich für oder gegen etwas oder eine Reaktionsweise zu entscheiden. Bewusstes Handeln wird ermöglicht, Freiräume werden geschaffen, die für individuelle Entscheidungen notwendig sind.

Die rasante Entwicklung des menschlichen Gehirns beinhaltet auch die Fähigkeit zur Abstraktion. Ein Teil der Abstraktion ist die umfassende Sprachentwicklung in unserem Gehirn, durch die konkrete Dinge abstrakt besprochen werden können. Ein weiterer Teil ist die Fähigkeit zu symbolisieren, analysieren und zu bewerten. In unserem Alltag sichern automatisierte Bewertungssysteme unser Überleben. Die Wahrnehmung eines Geräusches und schnelle Bewertung als Auto hilft uns im Straßenverkehr, ohne Unfälle den Alltag zu meistern. Die Fähigkeit der raschen Informationsverarbeitung ermöglicht es uns, Probleme rasch zu analysieren und Lösungswege zu erarbeiten und umzusetzen. Der Nachteil der raschen Evolution und der umfassenden Möglichkeiten unseres Gehirns ist, dass wir uns selbst neue Probleme kreieren können, ohne es sofort zu bemerken. Unser Gehirn kann lange und ohne Lösung über ein Thema nachdenken – auch genannt »grübeln«. Die Schnelligkeit der Reaktionsmuster unseres Gehirns führt dazu, dass wir häufig im Autopiloten agieren und nur selten in der Lage sind, achtsam und bewusst zu agieren. Weiterhin ist die Fähigkeit zu sozialer Bindung im ältesten Teil des Gehirns, dem Reptiliengehirn, nicht vorhanden. Empathie und Mitgefühl erfordern eine hohe sowie komplexe Lernfähigkeit und sind selbst im Säugetiergehirn nur in Ansätzen vorhanden. Selbstmitgefühl und Empathie konkurrieren daher immer wieder mit Emotionen älterer Netzwerke im Gehirn, insbesondere wenn es ums Überleben geht.

Grundtypen der Emotionsregulation

Emotionen sind wichtige Botschafter unseres Gehirns. Sie geben uns Hinweise auf Gefahren, und Bedrohung, aber auch auf Sicherheit, Wohlbefinden und Entspannung. In Analogie zu den drei Ebenen des Gehirns (Reptiliengehirn, altes und neues Säugetiergehirn) gibt es drei Grundtypen der Emotionsregulation (Depue und Morrone-Strupinsky 2005, Gilbert 2011).

1. Alarmsystem:
Das Alarmsystem dient dem Selbstschutz und wird durch Bedrohung ausgelöst. Die damit verbundenen Emotionen sind Aggression, Angst, Abneigung, das entsprechende Verhalten ist Kampf, Flucht oder Erstarrung. Als körperliche Reaktion treten ein beschleunigter Puls, eine schnelle Atmung sowie eine angespannte Muskulatur auf.
2. Antriebssystem:
Antreiber dieses Systems sind Begierden wie Hunger, Sexualität, Besitz, Erfolg oder Macht. Die damit verbundenen Emotionen sind wechselnd angenehm, aber auch unangenehm und nicht lange anhaltend. Im Vordergrund stehen Verlangen, Erregung, Vitalität und Genuss, aber auch Selbstkritik, Stress und Wettbewerb.
3. Fürsorge- und Beruhigungssystem:
Dieses System dient der sozialen Verbundenheit und dem Wohlbefinden. Es wird aktiv, wenn keine Bedrohung vorliegt und die Grundbedürfnisse gestillt sind. Die damit verbundenen Emotionen sind längerdauernd und überwiegend angenehm. Fürsorge, Freundlichkeit, Sicherheit, Gelassenheit, Wohlbefinden, Entspannung und Verbundenheit sind typische damit verbundene Gefühle. Die Aufmerksamkeit ist offen ausgerichtet, sowohl nach innen als auch nach außen.

Alle drei Emotionsregulationssysteme (▶ Abb. 6.1) sind in unserem Organismus vorhanden und werden je nach Situation aktiviert. Droht Gefahr, wird das Alarmsystem aktiviert. Besteht Hunger nach Nahrungsmitteln oder Erfolg, so wird das Antriebssystem aktiviert und die im Organismus vorhandene Leistungsfähigkeit kann abgerufen werden. Ist der Hunger gestillt und besteht keine Gefahr, so kann das Fürsorge- und Beruhigungssystem in den Vordergrund treten. Der Körper kann sich erholen und regenerieren, es gibt Zeit für Entspannung und Wachstum sowie für Beziehung, Bindung und

Kreativität. In einem gesunden Organismus werden je nach äußerem Kontext die unterschiedlichen Regulationssysteme aktiviert und sichern unser Überleben und unsere Gesundheit.

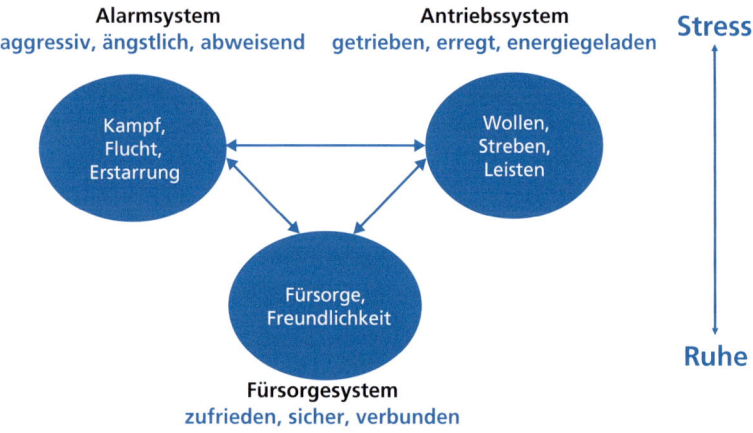

Abb. 6.1: Regulationssysteme für Gefühle (nach Gilbert 2011)

Aufgrund von biografischen Erfahrungen können einzelne Reaktionssysteme dominieren und die Entwicklung anderer Systeme verhindern. Unsichere Bindungen in der frühen Kindheit sind häufig verbunden mit Angst und einer chronischen Aktivierung des Alarmsystems. Sichere Bindungen gehen mit einer guten Entwicklung des Fürsorge- und Beruhigungssystems einher. Leistung und Wettbewerb, zentrale Aspekte unserer westlichen Kultur, führen zu einer Aktivierung des Antriebssystems. Wir vergleichen uns mit anderen, nutzen Wettbewerb und Selbstkritik als Ansporn für noch mehr Leistung und als Motor für eigene Verbesserungen. Selbstkritik und Wettbewerb sind häufig aber auch verbunden mit der Angst, nicht gut genug zu sein und von anderen abgelehnt zu werden. Die eigenen Fähigkeiten und das Erreichte reichen nicht aus, innerlich entsteht Druck, noch besser sein zu müssen, um glücklich zu sein.

Innere Zufriedenheit und das erwünschte »Glücksgefühl« erscheinen unerreichbar. Das Gefühl »nicht gut genug« zu sein, kann so tief verankert sein, dass der Alltag von den Gefühlen nicht nur des Antrieb- sondern auch des Alarmsystems dominiert wird. Die Angst von anderen abgelehnt zu werden, bestimmt den Alltag. Das Gefühl nicht vollkommen zu sein, führt zu noch mehr Selbstkritik und einer Spirale der Selbstverurteilung. Folge einer chronischen »Über-« Aktivierung dieser Regulationssysteme und einer Unterentwicklung des Fürsorgesystems sind Erschöpfung, Depression, Angst, Burnout oder auch ein erhöhter Suchtmittelkonsum.

Das Fürsorge- und Beruhigungssystem ist ein alternatives Regulationssystem, welches entwickelt wurde, um Sicherheit insbesondere für den Nachwuchs zu gewährleisten. Da der Nachwuchs bei Säugetieren direkt nach der Geburt hilflos ist, ist es für das Überleben des Nachwuchses notwendig, dass die Eltern sich intensiv um den Nachwuchs kümmern, diesem Sicherheit vermitteln, beruhigen und wärmen. Selbstmitgefühl ist Teil dieses Fürsorge- und Beruhigungssystems. Bei Selbstmitgefühl wird Fürsorge und Beruhigung nicht auf andere, sondern auf uns selbst angewendet. Wenn wir uns selbst gegenüber fürsorglich und mitfühlend sind, gewinnen wir ein Gefühl der Sicherheit, welches nicht von Abwehr und Verteidigung, sondern von Fürsorge und Bindung geprägt ist. Im Gegensatz zur Selbstkritik bietet diese Form der Fürsorge und des Mitgefühls die Basis für emotionales Wohlbefinden, und ein erfülltes und sinnvolles Leben. Gerade bei psychischen Erkrankungen wie Depressionen oder Abhängigkeitserkrankungen gibt Selbstfürsorge und Mitgefühl die Möglichkeit, akzeptierend, wohlwollend und nachhaltig hilfreich mit schwierigen emotionalen Zuständen umzugehen. Anstelle Leiden und Schmerzen zu bekämpfen, wenden wir uns diesen fürsorglich und gütig zu und sind in der Lage, uns selbst das zu geben, was wir im Moment des Leidens wirklich brauchen. Achtsames Selbstmitgefühl hilft uns, unsere Schmerzen und unser Leid zu erkennen und anzunehmen. Achtsames Selbstmitgefühl ist eine Grundhaltung, die uns die Kraft und Sicherheit gibt, uns Schwierigkeiten und Leiden zuzuwenden und freundlich damit umzugehen. Selbstmitgefühl gibt uns die Stärke und Widerstandsfähigkeit, mit emotionalen Verletzungen umzugehen, unsere Schwächen einzugestehen und uns mit Fürsorge und Respekt zu begegnen. Weiterhin unterstützt Selbstmitgefühl die Fähigkeit, hilfreiche Veränderungen im Leben vorzunehmen, die für die Entfaltung unseres vollen Potentials notwendig sind. Eine regelmäßige Übungspraxis von Selbstmitgefühl kann das Fürsorge- und Beruhigungssystem (re-)aktivieren. Gerade wenn ein Ungleichgewicht zwischen den drei Regulationssystemen besteht, kann die Praxis von Selbstmitgefühl wieder ein Gleichgewicht zwischen allen drei Regulationssystemen herstellen. Aufgrund der Plastizität des Gehirns ist die (Re)-Aktivierung des Fürsorge- und Beruhigungssystems in jedem Lebensalter möglich.

Aspekte von Selbstmitgefühl

Wohlwollen und Güte

In unserer Kultur wird ein großer Wert darauf gelegt, gegenüber anderen, die leiden, freundlich und gütig zu sein. Dies betrifft unseren gesamten Bekannten-, Familien- und Freundeskreis. Uns selbst gegenüber werden wir mit Selbstkritik, Vorwürfen bis hin zu Ablehnung erzogen. Eigenes Versagen wird eher bestraft, als mit Wohlwollen und Güte umarmt. Da eigene Verurteilungen, z. B. bei Fehlern, zu einer Zunahme von Leiden führt, ist es notwendig sich selbst zu fragen, wie würde ich mit einem guten Freund umgehen, der leidet. Würde ich die eigene Selbstkritik auch gegenüber einem anderen äußern? Selbstkritik führt nicht nur zu noch mehr Leiden, sondern verhindert eine wichtige Bewältigungsstrategie im Umgang mit Leiden. Wohlwollen und Güte treten der Natur von Selbstkritik entgegen. Güte ermöglicht fürsorglich, wohlwollend und verständnisvoll mit uns umzugehen, wenn wir eigene Fehler und Schwächen bemerken, anstelle uns mit Vorwürfen und Selbstkritik zu vernichten. Nur wenn wir die Fähigkeit besitzen, gütig und verständnisvoll mit uns umzugehen, sind wir in der Lage, uns selbst Trost zu spenden, Mut zu machen und uns Halt zu geben. Anstelle uns selbst anzugreifen und zu beschimpfen, bietet Wohlwollen und Güte als Antwort auf Leiden Wärme und Annahme. Gerade bei Suchterkrankungen, die häufig mit Schuld, Scham und Vorwürfen bis hin zu selbstzerstörerischer Selbstkritik verbunden sind, stellen Wohlwollen und Güte eine wichtige Fähigkeit dar, um mit sich selbst und seiner Erkrankung Frieden zu schließen und für die Zukunft Mut am Leben und an der Abstinenz finden zu können.

Verbundenheit

Selbstmitgefühl beinhaltet das Bewusstsein, dass Leiden menschlich ist und uns mit anderen verbindet. Häufig entsteht bei Leiden und bei Krankheit das Gefühl, alleine und isoliert auf der Welt zu sein. Selbstkritik und Selbstvorwürfe führen dazu, dass wir uns von anderen abgeschnitten fühlen und glauben, Leiden und Krankheiten seien persönliches Versagen. Dieses Denken führt zu einer Art »Tunnelblick«, durch den wir andere aus den Augen verlieren, und verhindert eine Verbindung mit anderen, die helfen und unterstützen könnten. In dieser Opferrolle wird davon ausgegangen, dass alle anderen ein leichtes, einfaches und glückliches Leben führen, nur wir davon abgeschnitten sind. Durch Selbstmitgefühl können wir unseren Blickwinkel und unsere Perspektive erweitern und die wahre Natur von Leiden erkennen, Leiden wird als eine Grundwirklichkeit des Lebens erkannt. Im Leiden und mit unseren Erkrankungen haben wir mit allen Menschen etwas gemeinsam und sind mit allen anderen verbunden. Selbstmitgefühl fördert das Verständnis, dass wir alle Menschen sind und dass Fehler, Unvollkommenheit und Krankheit mit menschlichem Leben verbunden sind. Sich mit anderen im Leid verbunden zu fühlen, fördert die Fähigkeit, Hilfe von anderen anzunehmen, und verhindert eine zunehmende Isolation in der Erkrankung. Gerade bei Depressionen und Abhängigkeitserkrankungen kommt es häufig zu einem Rückzug und sozialer Isolation aufgrund von Scham, Selbstvorwürfen und Schuldgefühlen.

Achtsamkeit

Achtsamkeit ist ein wichtiger Bestandteil von Selbstmitgefühl. Achtsamkeit fördert den klaren Blick und die Sensibilität gegenüber eigenen Bedürfnissen und unangenehmen sowie schmerzvollen Emotionen und erhöht die Toleranz gegenüber Leiden und Schmerzen. Achtsamkeit ermöglicht, sich diesen Gefühlen nicht-wertend zuzuwenden, ohne sie sofort verändern oder vermeiden zu wollen. Vermeidung und Widerstand führen zu mehr Leiden, achtsames Selbstmitgefühl ist die Basis, um Schmerzen und Leiden offen, nicht wertend anschauen und einen achtsamen und empathischen Umgang mit eigenem Leiden finden zu können.

Die Übungspraxis von Selbstmitgefühl

Selbstmitgefühl kann jeder lernen. Patienten mit Abhängigkeitserkrankungen, die aufgrund ihrer Erkrankung häufig ausgeprägte Schuld- und Schamgefühle haben, können insbesondere zu Beginn der Übungspraxis Unwohlsein und Scham empfinden, wenn sie Zuwendung und Mitgefühl erfahren und wenn sie freundlich zu sich selbst sind. Selbstmitgefühl ist eine mutige Grundhaltung, in der Schuld und Scham nicht-bewertend angeschaut und empathisch angenommen werden. Zu eigenen Schwächen und der eigenen Erkrankung freundlich zu sein und diese zu »umarmen« bedeutet, zuerst den eigenen inneren Kritiker, der unseren Selbstwert täglich verletzt, und daraus resultierende Schmerzen ohne Ablehnung offen anzuschauen. In diesem Kontext verleiht uns Selbstmitgefühl emotionale Stärke und Selbstvertrauen, sodass wir uns von inneren

Vorwürfen und selbst zugefügten Verletzungen rascher und freundlicher lösen und erholen, im Idealfall uns selbst auch vergeben können. Fehler zu machen ist menschlich und verbindet uns mit allen anderen Menschen. Selbstmitgefühl führt daher zu mehr Verbundenheit mit sich selbst und anderen. Der bei Selbstvorwürfen vorhandene innere Rückzug und die damit verbundene Isolation können aufgegeben werden, eigene Schwächen und Fehler können offen angeschaut werden. Wachstum und eine Entfaltung der Persönlichkeit, die das Lernen aus eigenen Fehlern beinhaltet, werden ermöglicht.

Gerade bei Suchtpatienten ist das Erleben häufig von starken Scham- und Schuldgefühlen geprägt. Patienten mit Abhängigkeitserkrankungen fühlen sich stigmatisiert und ausgegrenzt und übertragen diese Gefühle auf sich selbst. Mechanismen der Selbstverurteilung und des Selbsthasses führen zu einer Verschlimmerung der Symptomatik und verhindern häufig einen positiven Behandlungsverlauf bzw. sind Auslöser für Rückfälle. Die Fähigkeit, mit diesen negativen Emotionen wohlwollend und fürsorglich umzugehen, bedarf in der Therapie einer stärkeren Beachtung. Bisherige psychotherapeutische Methoden haben Suchterkrankungen und Rückfallgefahren als Bedrohung angesehen, gegen die gekämpft werden und ausreichend Abwehrkräfte aufgebaut werden müssen. Auch bei der Cue Exposure wird Craving als potentielle Bedrohung betrachtet, die durch Exposition gelöscht werden kann. Das Erlernen von Empathie und Selbstmitgefühl gegenüber der eigenen Suchterkrankung oder gegenüber möglichen Suchtmittelverlangen, d. h. einer wohlwollenden und fürsorglichen Beziehung zu sich selbst, stellt daher in der Suchttherapie einen neuen Therapieansatz mit einem neuen Grundverständnis im Umgang mit der Suchterkrankung dar.

Im Gegensatz zu den bisherigen Therapieverfahren beruhen Selbstmitgefühl und Fürsorge auf einer Grundhaltung, mit allen seinen Anteilen, auch seiner Erkrankung respektvoll, unterstützend und wohlwollend umzugehen. In der therapeutischen Arbeit lernen Patienten, Selbstmitgefühl gerade gegenüber der Suchterkrankung zu entwickeln und diese Fähigkeit zur Selbsthilfe zu nutzen. Die Entwicklung der Fähigkeit von Mitgefühl gegenüber seiner Erkrankung, sich selbst und anderen fördert den Heilungsprozess und die seelische Gesundheit. Nebenbei erwähnt ist die Entwicklung von Mitgefühl zur Steigerung des Wohlbefindens ein seit vielen tausend Jahren praktizierter Aspekt buddhistischer Praxis (Dalai Lama 1995).

In der buddhistischen Tradition wird Mitgefühl als »die Empfindsamkeit gegenüber dem eigenen Leid und dem anderer Menschen, mit einer tiefen Hingabe, dieses zu lindern« bezeichnet. Selbstmitgefühl beinhaltet die Sensibilität, eigene Bedürfnisse und eigenes Leid betrachten zu können, ohne sofort handeln zu müssen. Toleranz gegenüber Unannehmlichkeiten und der Wunsch, Leiden zu lindern, sind beides Aspekte von Mitgefühl. Selbstmitgefühl ist Mitgefühl, welches sich nicht auf andere, sondern auf sich selbst bezieht.

Drei Stufen der Übungspraxis von Selbstmitgefühl (nach Neff 2014)

Verzauberung

Zu Beginn der Praxis von Selbstmitgefühl wird häufig mehr Leichtigkeit und Freiheit erlebt. Einige sind wie verzaubert von der Möglichkeit, mit sich selbst gütig und mitfühlend umzugehen. Selbstmitgefühl verändert die Beziehung zu sich selbst für manche derart grundlegend, dass dieser Prozess als wunderbar erlebt und Selbstmitgefühl als »Wundermittel« für alle Probleme angesehen wird. Wenn wir nur mitfühlend und gütig mit uns umgehen, können wir alle Probleme lösen.

Desillusionierung

Mit längerer Übungspraxis tritt die Erfahrung in den Vordergrund, dass Selbstmitgefühl nicht in der Lage ist, Leiden und Schmerz zu verhindern. Im Gegenteil werden Schmerzen und Leiden bewusster und mit mehr Achtsamkeit wahrgenommen. Dies führt häufig zu einer Ent-täuschung. Die Täuschung zuvor bestand in der Annahme und Intention, dass wir mit Selbstmitgefühl unser Leiden oder auch Selbstkritik verhindern können. Die Tatsache, dass Leiden oder Selbstkritik nicht verschwindet, sondern weiterhin vorhanden ist und bewusst wahrgenommen wird, ist in der Übungspraxis ein positives Zeichen. Diese Ernüchterung bedeutet, dass in der Übungspraxis die Natur von Selbstmitgefühl verstanden wird. Unabhängig davon, wie häufig Selbstmitgefühl geübt bzw. praktiziert wird, wird es immer Leiden und Schmerzen geben. Das Leben und wir selbst sind unvollkommen und beinhaltet Leiden und Schmerzen. Diese Wahrheit gilt es zu erkennen und anzunehmen.

Wahre Akzeptanz

Mit der Erkenntnis, dass Leben Leiden und Schmerzen beinhaltet, wird die wahre Natur von Selbstmitgefühl erfahren. Wir lernen, uns Trost und Fürsorge mit unserem Leiden und unseren Schmerzen zu geben. Wir akzeptieren, dass wir unvollkommen sind und Selbstmitgefühl nicht ein Weg ist, vollkommen zu werden. Auf dieser Erkenntnisstufe ist Selbstmitgefühl in seiner wirklichen Natur nachhaltig wirksam. Die zu Beginn der Übungspraxis häufige Erwartung, dass Selbstmitgefühl Wirklichkeit verändern kann, weicht der wahren Akzeptanz, dass wir die Wirklichkeit nicht verändern können. Wir können stattdessen unsere Herzen für die Wirklichkeit öffnen und diese so annehmen und akzeptieren, wie sie ist.

Für Abhängigkeitserkrankte bedeutet dies, ihre Erkrankung so gut wie möglich anzunehmen und als Teil ihrer Lebensgeschichte zu verstehen. Selbstkritik, eigene Vorwürfe, auch Schuld- und Schamgefühle werden als Teil des Umgangs mit der Erkrankung wahr- und angenommen und können so in den Hintergrund treten. Eine emotionale Akzeptanz der Erkrankung und der eigenen Persönlichkeit wird ermöglicht. Der Kampf gegen die Erkrankung weicht einer wohlwollenden und akzeptierenden Grundhaltung, auch gegenüber Zweifeln und Leiden, die eine derartige Erkrankung mit sich bringt.

Dies ist die Basis für nachhaltige Veränderungen und einen hilfreichen und »weisen« Umgang mit der Erkrankung.

Stolpersteine der Übungspraxis

Selbstmitgefühl wird in unserer Kultur nur wenig gefördert, teilweise sogar abgelehnt. Häufig wird Selbstmitgefühl als Zeichen von Schwäche und mangelnder Kraft und Stärke bewertet. Traditionelle Idealbilder unserer Kultur vermitteln meist das Konzept des immer Starken und Mächtigen, der sich selbst gegenüber Härte zeigt und bei Gefahren immer gewinnen kann. Das Leitbild »Ein Indianer kennt keinen Schmerz« ist Abbild einer Grundhaltung der Ablehnung von Selbstmitgefühl. Schmerzen und Leiden werden verdrängt, eine fürsorgliche Zuwendung gegenüber dem Leiden bei anderen oder sich selbst als Teil eigener Stärke wird nicht vermittelt. Sharon Salzberg (1995) führt hierzu aus:

Mitgefühl hat nichts mit Schwäche zu tun. Es ist die Stärke, die daraus entspringt, die wahre Natur von Leiden in der Welt zu erkennen. Mitgefühl ermöglicht uns, Zeuge dieses Leids zu werden, ob es nun uns selbst oder anderen widerfährt, ohne Furcht zu empfinden; es ermöglicht uns, Ungerechtigkeit ohne Zögern zu benennen und entschlossen zu handeln, mit allen uns zur Verfügung stehenden Fertigkeiten. Diesen geistigen Zustand des Mitgefühls zu entwickeln, den zweiten der Brahma-Viharas, bedeutet, so zu leben, wie Buddha es beschrieben hat, mit Sympathie für alle Lebewesen, ohne Ausnahme.

Selbstmitgefühl und Selbstmitleid

Ein weitverbreitetes Missverständnis in der Übungspraxis ist, Selbstmitgefühl mit Selbstmitleid gleichzusetzen. Im Gegensatz zu Selbstmitgefühl ist Selbstmitleid jedoch eine ichbezogene Wahrnehmung von sich selbst, die einer Opferrolle entspricht. Schmerzen und Leiden werden als einzigartig für die eigene Person erlebt. Andere sind in der Lage, ein freies, unbeschwertes Leben zu führen, während man selbst an einem Schmerz oder einer Erkrankung leidet, die niemand kennt und verstehen kann. Diese Opferrolle führt zur Selbstisolation und verhindert die Annahme von Hilfe. Durch die Einzigartigkeit – nur die eigene Person hat diese Erkrankung – geht die Verbindung mit Mitmenschen, ob Freunden, Familie oder auch Behandlungsangeboten, verloren. Ein Perspektivwechsel in Richtung Hilfe annehmen, von der Familie oder Freunden, sowie ein aktives Aufsuchen von Behandlungsangeboten, wird verhindert.

Im Selbstmitleid richtet sich der Fokus alleine auf den Kampf gegen die eigene Erkrankung. In diesem Sinne ist Selbstmitleid eine egozentrische Grundhaltung, die Leiden noch verstärkt. Im Gegensatz hierzu beinhaltet Selbstmitgefühl die Annahme von Hilfe und das aktive Aufsuchen und die Umsetzung von Behandlungsschritten.

Tab. 6.1: Vergleich Selbstmitleid vs. Selbstmitgefühl

Selbstmitleid	Selbstmitgefühl
Eigener Schmerz einzigartig »Es geht mir schlechter als Anderen«	»Wir alle machen leidvolle Erfahrungen – auch andere haben Schmerzen«
Mitgefühl für andere geht verloren	Verbundenheit mit anderen vorhanden
»Nur ich selbst habe leidvolle Erfahrungen«	Achtsame Akzeptanz der eigenen Suchterkrankung – bei sich selbst und bei anderen
Egozentrische Beschäftigung mit sich selbst und seiner Suchterkrankung	Perspektivwechsel ermöglicht Akzeptanz der Behandlung
Opferrolle »Aufgrund meiner Sucht kann ich am Leben nicht teilnehmen«	Übernahme von Verantwortung: aktive Schritte in Richtung Gesundheit was ist hilfreich, was schadet?

Häufig wird Selbstmitgefühl auch mit Verantwortungslosigkeit gleichgesetzt. Mit Selbstmitgefühl wird verbunden, dass die betroffenen Personen sich fallen lassen und keine Verantwortung übernehmen. Im Gegensatz zu Selbstmitleid, bei der die Abgabe von Verantwortung Teil der Opferrolle ist, beinhaltet Selbstmitgefühl die Übernahme von Verantwortung und eine aktive Beteiligung bei einer Behandlung. Zu Selbstmitgefühl gehört die Fähigkeit, Verantwortung für die Behandlung seiner Erkrankung und Verantwortung für eigenes Handeln, auch für »Fehler«, zu übernehmen. Selbstmitgefühl ermöglicht, eigenes Verhalten und Situationen klar zu betrachten, ohne sich dabei selbst verurteilen oder bestrafen zu müssen. Aufgrund der bei vielen Menschen stark ausgeprägten Selbstkritik ist es bei der Entwicklung von Selbstmitgefühl notwendig, auf Tendenzen, sich selbst bestrafen und verurteilen zu wollen, zu achten. Ein achtsamer und nicht-bewertender Umgang mit diesem in uns tief verwurzelten Reaktionsprinzip der Selbstkritik ist ein wichtiger Aspekt bei therapeutischen Arbeit mit Selbstmitgefühl. Gerade bei Patienten mit Abhängigkeitserkrankungen können zu Beginn der Arbeit mit Selbstmitgefühl Widerstände auftreten, die eine offene und wertschätzende Annahme von Hilfe und Behandlungsangeboten verhindern. Ein offenes Ansprechen von Widerständen und Hürden sind daher zentrale Aspekte der therapeutischen Arbeit in der Übungspraxis von Selbstmitgefühl.

Unangenehme Emotionen in der Übungspraxis

Bei der Entwicklung von Selbstmitgefühl können insbesondere zu Beginn der Übungspraxis unangenehme und selbstkritische Gedanken und Emotionen auftreten. Anstelle von Gefühlen der Güte und Selbstfürsorge können negative Gefühle von Verlassenheit, Einsamkeit oder negative Gedanken der Selbstkritik und Selbstverurteilung auftreten. Die Praxis der Achtsamkeit kann helfen, diese unangenehmen Emotionen und das damit verbundene Leiden offen und neugierig anzuschauen, ohne es verleugnen zu müssen. Achtsamkeit verleiht die Stärke, gerade negative Emotionen anzunehmen, ohne gegen sie kämpfen zu müssen oder sie kontrollieren zu wollen. In einer Übung auftretende Selbstkritik kann mittels nicht-bewertender Achtsamkeit als der eigene, selbstkritische Teil der Persönlichkeit angenommen werden, anstatt sie, also die Selbstkritik, abzulehnen und sich dagegen zu wehren. Hintergründe der Selbstkritik – häufig Ängste, abgelehnt zu werden oder Trauer, eigene Ziele nicht erreichen zu können – können erforscht und besser verstanden werden. Eine offene Auseinandersetzung mit eigenem Leid und Schmerz wird ermöglicht. Selbstkritisches Grübeln und Ängste werden als alltägliche Prozesse akzeptiert und müssen nicht mehr abgewehrt werden. Die Bedrohungsreaktion kann unterbrochen werden.

Achtsame Akzeptanz von Selbstkritik, Leiden und Schmerz ermöglicht den nächsten Schritt der Selbstmitgefühl-Übung: Die wohlwollende und gütige Umarmung von Schmerzen und Leiden. Wichtig ist hierbei die Intention von Selbstmitgefühl.

Paradoxerweise ist Voraussetzung für Selbstmitgefühl, dass wir die Tatsache akzeptieren, dass Leiden und Schmerzen zu unserem Alltag gehören. Im Gegensatz zu dem bei Selbstkritik vorhandenen Wunsch, dass es uns bessergehen soll und dass Leiden und Schmerzen enden, müssen wir unsere Schmerzen und unser Leiden akzeptieren, ohne uns dagegen zu wehren. Erst dann können wir Schmerzen und Leiden mitfühlend und gütig umarmen. Achtsamkeit und Akzeptanz sind in diesem Sinne Grundbedingungen für die Entwicklung von Selbstmitgefühl.

Ohne Achtsamkeit und Akzeptanz von Schmerzen und Leiden kann die Praxis des Selbstmitgefühls zu einer Vermeidungsstrategie werden, mit der wir im Modus der Selbstkritik weiterhin gegen alles Unangenehme und von uns nicht erwünschte ankämpfen. Selbstmitgefühl setzt voraus, dass wir bereit sind, uns Schmerzen und Leiden zuwenden und diese auch spüren. Die Last von Leiden und Schmerzen wird nicht notwendigerweise leichter, aber wir können diese Last leichter ertragen.

Selbstmitgefühl und Weisheit

Mitgefühl, Achtsamkeit und Weisheit sind eng miteinander verbunden und ergänzen sich gegenseitig. Weisheit scheint positive Wirkungen auf psychische Gesundheit, Reife und soziales Verhalten zu haben. In diesem Kontext wird Weisheit als ein multifaktorielles Geschehen verstanden, welches kognitive, reflektive und affektive Komponenten enthält. Zu den Komponenten gehören eine Motivation, verstehen, wissen und lernen zu wollen, verbunden mit einer Offenheit gegenüber Neuem, der Fähigkeit zum Reflektieren über das eigene menschliche Dasein und die menschliche Natur sowie die Auseinandersetzung mit Komplexen und paradoxen Dingen wie Leiden, Schmerz und Tod. Weiterhin erfordert nicht-bewertendes, achtsames Denken, Situationen aus unterschiedlichen Blickwinkeln betrachten zu können und wie in der Achtsamkeitspraxis einen klaren und ruhigen Geist zu entwickeln. Emotionen, die zum Konzept Weisheit gehören, beruhen auf Mitgefühl und haben das Ziel, Leiden zu reduzieren und Wohlbefinden von anderen und sich selbst zu fördern. Ein weiser Geist (»wise mind«) ist ein zentrales Element der DBT (Linehan 1993). Er verbindet Emotionen mit Kognitionen und stellt eine übergeordnete, mitfühlende Reflektionsebene des Menschen dar, die von Ruhe, Verbundenheit, Mitgefühl und Klarheit bestimmt wird. Linehan (2014) selbst führt hierzu aus:

»Wise mind is like a deep well in the ground. The water at the bottom of the well, the entire underground ocean is wise mind. But on the way down there are often trap doors that impede progress. Sometimes the trap doors are so cleverly built that you believe there is no water at the bottom of the well. The trap door may look like the bottom of the well. Perhaps it is locked and you need a key. Perhaps it is nailed shut and you need a hammer, or it is glued shut and you need a chisel« (ebd., S. 170).

Selbstmitgefühl und Selbstwert

Auch wenn Selbstwert und Selbstmitgefühl auf den ersten Blick verwandt und ähnlich zu sein scheinen, so gibt es doch grundsätzliche Unterschiede. Selbstwert bezieht sich auf die Bewertung unserer Stärken. Ein hoher Selbstwert ist im Regelfall verbunden mit besonderen Fähigkeiten, die uns von anderen unterscheiden und aus der Masse hervorheben. Bei einem hohen Selbstwert sind wir etwas Besonderes und überdurchschnittlich. Häufig wird Selbstwert in diesem Sinne verbunden mit Selbstsicherheit, Wohlbefinden und seelischer Gesundheit. Ein Mangel an Selbstwert führt zu Depressionen, Angst und anderen psychischen Erkrankungen (Leary MR 1999). Die Entwicklung eines hohen Selbstwerts birgt aber auch Gefahren. Ein hoher Selbstwert bedeutet, dass ich mich von anderen deutlich unterscheide. Neuere Forschungsergebnisse weisen darauf hin, dass ein hoher Selbstwert mit dysfunktionalen Verhaltensmustern, z. B. narzisstischen Reaktionsweisen oder der Entwertung von anderen einhergeht, die langfristig negative Auswirkungen auf die psychische Gesundheit haben (Crocker und Park 2004). Bedingt durch die Abgrenzung von anderen geht das Gefühl der Verbundenheit mit anderen verloren. Das Gefühl »nur« durchschnittlich zu sein, ist für viele verbunden mit dem Gefühl, nichts Besonderes zu sein bis hin versagt zu haben. Der Drang nach Höchstleistung und immer besser als andere sein zu müssen, ist Grundprinzip unserer Leistungsgesellschaft. Der eigene Selbstwert ist gekoppelt an die Fähigkeit, etwas Besonderes oder der Beste zu sein. Dieser Selbstwert beruht auf einer kontinuierlichen und kritischen Leistungsbewertung der eigenen Person im Vergleich mit anderen. Nur bei Erfolgen ist der Selbstwert stabilisiert, bei Misserfolgen oder Fehlern, d. h. bei der Auseinandersetzung mit der Realität des Lebens, treten Gefühle der Wertlosigkeit, Niedergeschlagenheit und der Angst vor Ablehnung auf. Selbstwert in diesem Kontext beruht auf Bewertung und Beurteilung. Hauptmotor dieser Form von Selbstwert ist der innere Kritiker, dessen verhaltensbiologische Basis das Reaktionsmuster von

Angst und Bedrohung ist und unseren Körper unter chronischen Stress setzt. Das eigene Selbstwertgefühl, die Selbstwahrnehmung und das Empfinden für den eigenen Wert sind in diesem System sehr instabil und abhängig von äußerem Erfolg. Der verinnerlichte Konkurrenzdruck und das Gefühl, immer besser als andere sein zu müssen, verhindern, sich mit anderen verbunden und akzeptiert zu fühlen. Gefühle der Fürsorge, Güte und des Mitgefühls sind in dieser Form von Selbstwert nur sehr begrenzt oder gar nicht möglich.

Selbstmitgefühl im Kontrast zum Selbstwert basiert nicht auf Erfolgen, sondern ist eine Form der Beziehung zu sich selbst, egal ob ich erfolgreich bin oder scheitere. Selbstmitgefühl ist der bedingungslosen Liebe gegenüber sich selbst, nicht gekoppelt an äußeren Erfolg, Bewertung oder den Vergleich mit anderen. Im Gegensatz zu Selbstwert muss man sich bei Selbstmitgefühl nicht ständig mit anderen vergleichen oder gar besser als andere sein, um sich gut zu fühlen. Gerade in Momenten des Scheiterns, in denen wir uns selbst nicht mögen, ermöglicht Selbstmitgefühl eine innere Stabilität und das Gefühl der Verbundenheit und eben nicht der Konkurrenz mit anderen. Das Gefühl des Selbstwertes, welches auf Selbstmitgefühl basiert, ist deutlich stabiler als das Selbstwertgefühl, welches auf Konkurrenz und Bewertung beruht. Der mitfühlende Selbstwert hängt nicht davon ab, ob wir erfolgreich sind oder scheitern, sondern basiert auf dem Gefühl der Verbundenheit mit anderen und ermöglicht eine innere und fürsorgliche Verankerung in sich selbst. In dieser Grundhaltung des Selbstmitgefühls müssen wir nicht immer die Besten sein. Stattdessen werden wir mit all unseren Stärken und Schwächen, auch Erkrankungen, die wir zum Teil vielleicht noch selbst ablehnen, angenommen. Durch Selbstmitgefühl sind wir in der Lage, uns allen Aspekten unserer Persönlichkeit und derer unserer Mitmenschen zu öffnen. Basis ist, dass wir Unterschiede und Unvollkommenheiten akzeptieren. Selbstmitgefühl fördert daher unsere emotionale Resilienz stärker als Selbstwertgefühl (Neff und Vonk 2009). Im Kontext mit Abhängigkeitserkrankungen bedeutet dies, dass Menschen unabhängig, aber auch mit ihrer Abhängigkeitserkrankung sich selbst annehmen und als Teil der Gemeinschaft mit anderen verbunden fühlen können. Selbstmitgefühl fördert die Fähigkeit, sich mit Güte und Gelassenheit auf sich selbst und andere einlassen zu können.

Selbstmitgefühl und Fürsorge für andere

In unserer Kultur haben Mitgefühl und Fürsorge für andere einen hohen Stellenwert. Im Gegensatz hierzu ist Mitgefühl und Fürsorge gegenüber uns selbst nur schwach ausgeprägt und wird wenig wertgeschätzt. Selbstmitgefühl wird häufig mit Selbstbezogenheit und Selbstmitleid in Verbindung gebracht. Die Wertschätzung gegenüber der eigenen Person wird aufgrund der Befürchtung, dass wir bei zu viel Mitgefühl gegenüber uns selbst, schwach werden und unsere Leistungsmotivation verlieren, in der Erziehung nicht gefördert. Anderen Menschen gegenüber Mitgefühl zu zeigen und ein offenes Herz zu haben, sich selbst gegenüber aber wenig oder nicht mitfühlend zu sein, führt zu einem Gefühl des Getrenntseins und der Isolation. Es gibt viele Menschen, die anderen gegenüber freundlich, fürsorglich und mitfühlend sind, sich selbst gegenüber aber eine eher kritische und ablehnende Grundhaltung haben. Gerade in sozialen oder therapeutischen Berufen besteht häufig ein Helfersyndrom, d. h. gegenüber Patienten erfolgt eine sehr engagierte und fürsorgliche Arbeit, die Fürsorge gegenüber der eigenen Person und Gesundheit ist jedoch nur gering ausgeprägt. Trotz herausragender Leistungen besteht immer noch das Gefühl, nicht genügend für seine Patienten getan zu haben und noch mehr helfen zu müssen. Folge sind psychische Erkrankungen, z. B. Burnout Syndrome, Erschöpfungsdepressionen, Abhängigkeitserkrankungen oder auch körperliche Erschöpfungssyndrome. Empathie gegenüber anderen ohne Selbstmitgefühl birgt die Gefahr, dass wir uns selbst überfordern und unsere eigene Erschöpfung und Leiden nicht wahrnehmen. Bei einer empathischen Grundhaltung sind wir in Resonanz mit dem Leiden und Schmerzen von anderen. Dringend notwendig ist es daher, die eigene Erschöpfung und eigenes

Leiden wahrzunehmen und fürsorglich damit umzugehen. Selbstmitgefühl ermöglicht eine tiefe emotionale Resilienz auch im Mitgefühl mit anderen. Fürsorge, Anteilnahme und die Wertschätzung der Verbundenheit mit anderen ermöglicht eine positive emotionale Erfahrung, ohne vom Schmerz der anderen überwältigt zu werden. Das Empfinden von Mitgefühl trennt uns nicht von anderen, sondern gibt allen Menschen Halt. Auf neurobiologischer Ebene aktiviert Mitgefühl Zentren der Freude und Belohnung in unserem Gehirn.

Die eigenen Stärken annehmen

Die bisherigen Ausführungen haben sich damit beschäftigt, wie wir mitfühlend mit unseren eigenen Fehlern und Schwächen umgehen können. Eigene Stärken mitfühlend annehmen zu können, ist für einige noch schwerer, als Fehler akzeptieren zu können. Sich selbst zu loben oder Komplimente von anderen zu erhalten, ist häufig verbunden mit Scham oder einer Art innerer Aufforderung, noch besser sein zu müssen. Es stellt sich daher die Frage, wie es gelingen kann, auf eine gesunde Art und Weise seine Stärken annehmen zu können und mit sich selbst zufrieden zu sein, ohne damit sich abheben oder noch besser sein zu müssen und damit die Verbundenheit mit den anderen und letztendlich auch mit sich selbst zu verlieren. Oft stellen wir »unser Licht unter den Scheffel« und beachten unsere Fähigkeiten und Stärken nicht ausreichend wertschätzend. Selbstmitgefühl gegenüber uns selbst bezieht sich aber nicht nur auf unsere Schwächen und unser Leiden, sondern genauso auf unsere Stärken. Mitgefühl gegenüber uns selbst bedeutet, dass wir uns erlauben, auch unsere Stärken, Fähigkeiten und Talente mit Wertschätzung und Dankbarkeit wahrzunehmen. Wenn wir diese mit einem mitfühlenden Selbstbewusstsein zeigen, spiegelt sich in dieser Grundhaltung keine Abgrenzung von anderen wieder. Im Gegenteil, wir ermutigen andere, ihre Fähigkeiten und Talente wahrzunehmen und umzusetzen. Wie wir Stärken bei anderen als menschliche Fähigkeiten wahrnehmen können, so können wir diese auch bei uns selbst wertschätzen und in Verbundenheit mit anderen Vorbild für andere sein.

»Unsere tiefste Angst ist nicht ungenügend zu sein.
Unsere tiefste Angst ist, dass wir über alle Maßen kraftvoll sind.
Es ist unser Licht, nicht unsere Dunkelheit, was wir am meisten fürchten.«
Marianne Williamson, Auszug aus Rückkehr zur Liebe, 2016

7

Forschungsstand zur Wirksamkeit von Achtsamkeit

Die Wirksamkeit von achtsamkeitsbasierten Therapien konnte für viele psychische und auch körperliche Erkrankungen nachgewiesen werden (Chiesa und Serreti 2010, Churchill et al. 2013, Hunot et al. 2013, Goyal et al. 2014, Alsubaie et al. 2017, Gilmert et al. 2017). Hierbei ergaben sich mittlere Effektstärken. Im Vergleich zu unspezifischen Therapien (Treatment as usual (TAU)) zeigen achtsamkeitsbasierte Therapien eine signifikante Überlegenheit (Bowen et al. 2009, Churchill et al. 2013). Bei Vergleichsstudien mit spezifischen Therapieverfahren für die jeweilgen Indikationsbereiche konnte je nach Studie eine ähnliche Wirksamkeit, jedoch keine generelle

Überlegenheit gezeigt werden (Bowen et al. 2014, Hunot et al. 2013, Magniolie et al. 2017). In einer Metaanalyse von Goyal et al. (2014) wurden knapp 50 randomisierte kontrollierte Studien zu psychischen und körperlichen Erkrankungen erfasst. Studien zu psychischen Erkrankungen wie Angsterkrankungen, Depression oder Schmerz zeigten eine mittlere Effektstärke. Kleine Effekte ergaben sich bei Untersuchungen zu Stresserkrankungen oder zur Lebensqualität.

Achtsamkeitsbasierte Therapien bei depressiven Patienten, insbesondere MBCT, zeigen in Übersichtsarbeiten eine mittlere Effektstärke. Auch für diesen Indikationsbereich gilt, dass keine grundsätzliche Überlegenheit gegenüber spezifischen Therapieprogrammen, z. B. der kognitiven Verhaltenstherapie oder auch der Pharmakotherapie, nachgewiesen werden konnte. In der Übersicht von Kuyken et al (2016) zeigte sich eine generelle Wirksamkeit von MBCT für depressive Patienten, insbesondere mit rezidivierender Depression inkl. Residualsymptomen. In diese Untersuchung wurden zehn randomisierte Studien mit über 1000 Patienten, davon 75 % Frauen, eingeschlossen. Die Autoren gehen davon aus, dass die Wirksamkeit von MBCT mit Schwere der Symptomatik zunimmt. Beim Vergleich von MBCT mit Antidepressiva als Rückfallprophylaxe zeigten sich keine statistisch signifikanten Unterschiede (Kuyken et al. 2015). Die Zeit bis zu einem depressiven Rückfall unterschied sich zwischen beiden Verfahren nicht. Wenn sich diese Ergebnisse in weiteren Studien bestätigen, so kann sich MBCT als eine Alternative zur pharmakologischen Rückfallprophylaxe bei Depression etablieren. Alsubie et al. (2017) untersuchten in ihrer Übersichtsarbeit Wirkmechanismen von MBCT/MBSR auf der Basis von insgesamt 18 Studien bei Patienten mit körperlichen und/oder psychischen Erkrankungen. Bei 14 Studien handelte es sich um randomisierte kontrollierte Untersuchen, vier Untersuchungen waren Untersuchungen mit einer Kontrollgruppe. In diesen Studien konnte nachgewiesen werden, dass eine Verbesserung von Achtsamkeit mit einem verbesserten Outcome korrelierte, wobei größere Effekte bei psychologischen Faktoren im Vergleich zu körperlichen Beschwerden vorhanden waren. Bei sozialen Phobien konnten positive Effekte von achtsamkeitsbasierten und akzeptanzorientierten Verfahren gezeigt werden (Norton et al. 2015). Die Ergebnisse dieser Übersichtsarbeit werden von den Autoren als noch vorläufig und die kognitive Verhaltenstherapie weiterhin als Therapie der ersten Wahl angesehen.

In Cochrane-Analysen zu »Dritte Welle«-Therapieverfahren bei akuten Depressionen konnte trotz Bedenken bezüglich der Qualität der Studien (»very low quality«) ebenfalls eine generelle Wirksamkeit von achtsamkeitsorientierten Therapien nachgewiesen werden. Im Vergleich zu Standardtherapien (»treatment as usual«) zeigte sich eine Überlegenheit der »Dritte Welle«-Therapien (Churchill et al. 2013), im Vergleich zu spezifischen Psychotherapien für akute Depression konnte eine ähnliche Wirksamkeit, jedoch keine Überlegenheit gezeigt werden (Hunot et al 2013).

Wirksamkeit von Achtsamkeit in der Suchttherapie

Die erste randomisierte Studie zur Wirksamkeit von Achtsamkeit in der Suchttherapie bzw. zum Nachweis der Wirksamkeit des MBRP-Programms wurde von Bowen et al. (2009) in einer Suchtberatungsstelle in Seattle durchgeführt. Die Studienteilnehmer wurden entweder einer MBRP-Gruppe oder einer Standardbehandlung (TAU), die sich an dem 12-Schritte-Programm der Anonymen Alkoholiker orientierte, zugeteilt. Die Studienteilnehmer hatten eine stationäre oder ambulante Suchtbehandlung abgeschlossen, die Studie selbst war Teil der Nachsorge. Die Anzahl der Studienteilnehmer betrug n=168, 64% waren männlich, 52% Weiße, 29% Afroamerikaner, 15% gemischtrassig und 8% amerikanische Ureinwohner. Ca. 72% hatten einen Schulabschluss, ca. 41% waren arbeitslos und 33% erhielten staatliche finanzielle Unterstützung. Die am häufigsten konsumierte Substanz war mit 45% Alkohol, gefolgt von 36%

Kokain/Crack, 14 % Methamphetamine, 7 % Opiaten/Heroin, 5 % Marihuana und 2 % andere. Ca. 19 % waren Polytoxikoman.

Die Ergebnisse der ersten Studie zeigen, dass die Teilnehmer der MBRP-Gruppe verglichen mit Teilnehmern der Standardbehandlung am Ende der Behandlung eine signifikante Reduktion des Cravings aufwiesen. Aufgrund des verminderten Cravings wiesen MBRP-Teilnehmer in der 2-Monats-Katamnese bei Rückfällen signifikant geringere Trinkmengen im Vergleich zu Teilnehmern der TAU-Gruppe auf. Die Teilnehmer der MBRP-Gruppe berichteten weiterhin über ein erhöhtes Bewusstsein für Achtsamkeit und Akzeptanz (Bowen et al. 2009). Zusätzlich zeigten die Teilnehmer der MBRP-Gruppe im Vergleich zur Standardbehandlung einen signifikant geringeren Zusammenhang zwischen depressiven Symptomen und daraus resultierendem Craving (Witkewitz und Bowen 2010). Diese Ergebnisse unterstützen eine der Hauptintentionen von MBRP, nämlich Reduktion des Verlangens und die Fähigkeit, nicht auf unangenehme Erfahrungen reagieren zu müssen. Dieses Ergebnis unterstützt die Hypothese, dass Teilnehmer, die ein erhöhtes Bewusstsein und Akzeptanz ihrer Wahrnehmungen haben, eine Reduktion ihres Cravings und Substanzkonsums aufweisen (Witkiewitz et al. 2012) und eine geringere Wahrscheinlichkeit haben, mit Craving auf negative Gefühlsstadien zu reagieren.

In der Folgestudie wurden im Zeitraum von 2009 bis 2012 insgesamt 286 Patienten mit Abhängigkeitserkrankungen randomisiert, einer der drei Therapiearme 1. achtsamkeitsbasierte Rückfallprävention, 2. Kognitive Verhaltenstherapie der Sucht oder 3. Standardbehandlung, primär basierend auf Selbsthilfemanualen, zugeteilt (Bowen et al. 2014). Die achtsamkeitsbasierte Rückfallprävention folgte dem MBRP-Manual, die kognitive Verhaltenstherapie fokussierte primär auf die Identifizierung und den Umgang mit »Hochrisiko«-Situationen. Die Teilnehmer der VT Gruppe führten täglich ein Tagebuch über Craving und Stimmung. Die Standardtherapie basierte auf dem AA-Selbsthilfegruppenkonzept, die sich 1–2 Mal pro Woche für 1–2 Stunden im Rahmen einer offenen Gruppe trafen. Die primären Outcome-Kriterien waren die Zeit bis zum ersten Substanzkonsum und Rückfall, sowie die Häufigkeit von Trinktagen in den letzten 90 Tagen. Die Outcome-Kriterien wurden nach drei, sechs und zwölf Monaten erfasst. Im Vergleich zur Standard-Selbsthilfebehandlung zeigten sich signifikant bessere Ergebnisse in den MBRP- und VT-Gruppen bezogen auf die Zeit bis zum Rückfall und die Trinkmengen. Bei der Sechs-Monats-Katamnese zeigte die kognitive Verhaltenstherapie signifikant bessere Ergebnisse im Vergleich zu MBRP und Standardtherapie bezogen auf die Zeit bis zum ersten Rückfall. Bei der 12-Monats-Katamnese zeigten Patienten, die mittels MBRP behandelt wurden, weniger Trinktage (drug use days) und weniger Trinktage mit hohen Trinkmengen (heavy drinking days) im Vergleich zur VT-Gruppe und Standard-Selbsthilfebehandlung. Die Autoren gehen aufgrund der Ergebnisse davon aus, dass die achtsamkeitsbasierte Rückfallprävention im Vergleich zur klassischen Verhaltenstherapie zwar nicht kurzfristig, aber insgesamt langfristig bessere Ergebnisse im Umgang mit Rückfällen aufweist. Eine generelle Überlegenheit von MBRP gegenüber der VT-Suchtbehandlung konnte nicht nachgewiesen werden.

In einer offenen, nicht randomisierten Therapiestudie in Thailand konnte die Wirksamkeit des MBRP Programms bestätigt werden. Im Rahmen dieser Studie nahmen insgesamt 30 alkoholabhängige Patienten freiwillig entweder am MBRP-Programm oder an einer Standardbehandlung teil. Die Zeit bis zum ersten Rückfall war in der MBRP-Gruppe signifikant größer im Vergleich zur Standardbehandlung (Silpakit et al. 2016). Acht Patienten in der MBRP-Gruppe im Vergleich zu nur drei Patienten der Standardbehandlung lebten am Ende der Behandlung abstinent. Nach der Behandlung musste niemand aus der MBRP-Gruppe erneut in die Behandlung aufgenommen werden, während bei acht Patienten aus der Kontrollgruppe eine Wiederaufnahme notwendig war.

Bei der Untersuchung der Wirkfaktoren von Achtsamkeit in der Suchttherapie wird Substanzmissbrauch häufig als »Selbst-Medikation« im Sinne eines dysfunktionalen Lösungsversuches im Umgang mit Schwierigkeiten und eigenem Unbehagen verstanden (Bolton et al. 2009, Glasner-Edwards et al. 2015, Lee et al. 2011). Meditationsübungen können das Bewusstsein für diese emotionalen Zustände erhöhen und die Fähigkeit des Einzelnen verstärken, damit verbundenes Unbehagen zu tolerieren, Stress oder Anspannung zu lindern und die Intensität oder das Auftreten negativer Gefühlszustände, insbesondere von Craving zu vermindern (Brewer et al. 2009, Vieten et al. 2010, Witkiewitz et al. 2011). Da Craving, einer der Hauptprädikatoren von Rückfällen (Sinha und O`Malley 1999, Wheeler et al. 2008, Witkiewitz und Villarroel 2009) ist, stellt die Reduktion von Craving einen zentralen Faktor von Suchttherapien dar. Erste Untersuchungen zu Wirkfaktoren von achtsamkeitsbasierten Behandlungen weisen darauf hin, dass ein wesentlicher Faktor für einen verminderten Substanzkonsum bei derartigen Therapieformen die Reduzierung von Craving ist (Bowen et al. 2009, Witkiewitz und Bowen 2010). Unter der Annahme eines Zusammenhangs zwischen ausgeübter kognitiver Kontrolle und Craving (Blume und Marlatt 2009) könnte ein Wirkfaktor von MBRP eine verbesserte Fähigkeit im Umgang mit typischen »automatisierten« Reaktionen auf Unbehagen z. B. Craving sein. Besonders die durch Meditation erhöhte Fähigkeit, auf den gegenwärtigen Moment fokussiert zu sein, könnte einem konditionierten und automatisierten Konsum von Suchtmitteln (Brewer et al. 2013, Garland et al. 2013) als Reaktion auf Craving entgegenwirken, indem ein Innehalten bei der ansonsten automatischen Reaktionskette ermöglicht wird. Achtsamkeitsmeditationen unterstützen die Akzeptanz momentan gemachter Erfahrungen einschließlich aversiver Zustände wie Unbehagen, Craving oder Anspannung. Die in der Meditation erlernte Fähigkeit, diese Zustände bewusst wahrnehmen und akzeptieren zu können, ermöglicht nicht nur eine höhere Toleranz gegenüber schwierigen emotionalen Zuständen, sondern auch eine mitfühlende Betrachtung der eigenen Handlungsweisen. Gerade bei einem Rückfall können unangenehme innere Reaktionen zu Spiralprozessen und zu einer Eskalation der Situation führen. Meditation und Achtsamkeit helfen, in Rückfallsituationen akzeptierend und mitfühlend mit sich selbst umzugehen und so eine weitere Eskalation zu verhindern.

Die Veränderungen von Craving und hierdurch verminderte Rückfallraten im Rahmen des MBRP Programmes konnte Elwafi et al. (2013) zeigen. Bei 33 Rauchern fand sich vor der Behandlung ein signifikanter Zusammenhang zwischen Craving und Rauchen (r=.58), nach der Behandlung war dieser Zusammenhang nicht mehr signifikant vorhanden (r=.13). Diese Ergebnisse unterstützen die Annahme, dass durch die Entwicklung von Achtsamkeit im Rahmen von MBRP die enge Verknüpfung von Suchtmittelverlangen und Konsum gelockert werden kann.

Insgesamt deuten die Ergebnisse der Einzelstudien und der Übersichtsarbeiten auf eine Wirksamkeit von Achtsamkeit in der Suchttherapie hin (Marcus und Zgierska 2013). Zgierska et al. (2009) konnte auf der Basis von 25 Studien, die 8 RCTs, 7 kontrollierte, nicht randomisierte, 6 nicht kontrollierte prospektive und 2 qualitative Studien sowie einen Fallbericht beinhalteten, zeigen, dass achtsamkeitsbasierte Interventionen in der Suchttherapie wirksam und sicher sind. Allerdings wurden signifikante methodische Mängel für die meisten Studien beschrieben. Unklar sei bisher, für welche Patienten diese Therapieverfahren geeignet sind. Skanavi et al (2011) konnten bei der Analyse von insgesamt 6 klinischen (4 randomisierten und 5 kontrollierten) Studien zeigen, dass achtsamkeitsbasierte Therapieprogramme Suchtmittelkonsum signifikant reduzieren konnte. In 4 von 5 kontrollierten Studien waren diese Interventionen wirksamer als Standardtherapien. Als wichtiger Wirkfaktor wurde die Fähigkeit zur inneren Distanzierung und Akzeptanz von negativen Emotionen und Craving genannt. Als notwendige Voraussetzung für derartige Programme wurde eine hohe Motivation der teilnehmenden Patienten beschrieben.

Chiesa und Serretti (2014) konnten in ihrer Übersichtsarbeit auf der Basis von 24 Studien nachweisen, dass achtsamkeitsbasierte Interventionen die Konsummengen von unterschiedlichen Substanzen, wie Alkohol, Kokain, Amphetamine, Cannabis oder Nikotin im Vergleich zu unspezifischen Kontrollgruppen signifikant reduzieren. Außerdem gab es Hinweise auf eine Verminderung von Craving und eine erhöhte Achtsamkeit. Allerdings wiesen die Autoren darauf hin, dass bisherige Studien zu kleine Stichproben enthalten und methodische Mängel aufweisen. Daher seien die Ergebnisse kaum generalisierbar. Zu ähnlichen Ergebnissen kommen Karayadi et al. (2014), die eine Metaanalyse auf der Basis von 39 randomisierten Studien durchführten. Wenngleich der Zusammenhang zwischen Achtsamkeit und Substanzkonsum (r=-1,3) gering ausgefallen ist, wurden die Effekte insgesamt als robust bewertet.

In einer Cochrane Analyse, in der Behandlungsstrategien für Cannabistherapien untersucht wurden, zeigte sich nur eine geringe Wirksamkeit von achtsamkeitsbasierten Therapien (Gates et al. 2016). Als Grund für die geringe Wirksamkeit wurden methodische Schwierigkeiten der Studien angegeben.

Achtsamkeit in der Raucherentwöhnung

Mehrere Untersuchungen widmeten sich der Frage, inwiefern Achtsamkeit bei der Raucherentwöhnung hilfreich sein könnte. In einer randomisierten Studie mit 88 Teilnehmern zeigte der achtsamkeitsbasierte Therapiearm eine signifikant höhere Reduktion der Anzahl der gerauchten Zigaretten während der vierwöchigen Therapie und bei der Katamneseuntersuchung nach 17 Wochen im Vergleich zu einer Standardentwöhnungsbehandlung der American Lung Association »Fredom from Smoking« (FFS) (Brewer et al. 2011). Eine mögliche Erklärung für die Wirksamkeit von Achtsamkeit bei der Raucherentwöhnung könnte die Entkoppelung von Craving und Rauchen mittels Achtsamkeit bei Rauchern sein (Elwafi et al 2013). Keine signifikanten Unterschiede zwischen einer achtsamkeitsbasierten und einer »klassischen« Raucherentwöhnung konnten bei 175 Rauchern gefunden werden (Davis et al. 2014). Die Unterschiede der Abstinenzraten in der Achtsamkeitsgruppe in Höhe von 25 % und 18 % in der Kontrollgruppe waren statistisch nicht signifikant. Dennoch zeigte die Achtsamkeitsgruppe verbesserte Werte bei Verlangen nach Zigaretten, wahrgenommenem Stress und Achtsamkeit im Alltag. Einen Zusammenhang zwischen Achtsamkeit, Stress und Suchtmittelkonsum, ob Rauchen oder Alkohol, konnte bei 399 afroamerikanischen Rauchern nachgewiesen werden. Teilnehmer mit einem höheren Level an Achtsamkeit zeigten ausserdem einen geringeren Alkoholkonsum (Adams et al. 2015). In neueren Untersuchungen werden Smartphone-Achtsamkeitstrainings zur Raucherentwöhnung zusätzlich zu einem Standardraucherentwöhnungsprogramm über Smartphone untersucht (Garrison et al. 2015, Zeidler 2016). Die Teilnehmer erhalten dabei mittels Smartphone entweder das Standardprogramm oder zusätzlich Achtsamkeitsübungen. Erste Ergebnisse weisen darauf hin, dass Verfahren über Smartphone eine hohe Akzeptanz haben und wirksam sind. Zusätzliche Achtsamkeitsübungen scheinen für den Entwöhnungsprozess hilfreich zu sein (Zeidler 2016).

Insgesamt kann auch bei der Raucherentwöhnung von positiven Effekten durch achtsamkeitsbasierte Therapien ausgegangen werden (Rogojanski et al. 2011), wenngleich eine klare Überlegenheit gegenüber Standardtherapien bisher nicht gezeigt werden konnte (Maglione et al. 2017) und weitere Studien mit klarem Studiendesign notwendig sind (de Souza et al. 2015).

Die Wirksamkeit von DBT-S in der Suchttherapie

Die Wirksamkeit von DBT-S bei Patienten mit Borderline Störungen konnte in einigen kontrollierten Untersuchungen nachgewiesen werden. In diesen Studien wurden 51 Patientinnen mit komorbider BPS und Suchterkrankung im Rahmen von zwei randomisiert kontrollierten Studien gegen Standardtherapie und kognitive Verhaltenstherapie untersucht. Alle Behandlungen erfolgten ambulant über einen Zeitraum von 12 Monaten. Follow-up Untersuchungen wurden nach weiteren 12 Monaten durchgeführt. Die Ergebnisse dieser Studien zeigen, dass die DBT-S Patienten im Vergleich zur Standardtherapie und zur kognitiven Verhaltenstherapie geringere Therapieabbruchraten, längere Abstinenzphasen, und bei Rückfällen geringere Trinkmengen aufweisen. Ausserdem zeigten sich in der DBT-S Gruppe realitätsnähere Selbstauskünfte, eine Reduktion suizidalen und selbstverletzenden Verhaltens sowie eine langanhaltendere Besserung des sozialen und globalen Funktionsniveaus (Linehan 1999, 2002; Mayer-Bruns 2005).

Forschung zum Thema Selbstmitgefühl

Der Zusammenhang zwischen Selbstmitgefühl und Alkoholkonsum sowie mögliche therapeutische Effekte sind bisher trotz ihrer Plausibilität kaum untersucht worden. In einer ersten Studie an 77 Patienten (42 Männer und 35 Frauen) mit einer Alkoholabhängigkeit nach DSM-IV, die an einem 15-Wochen Suchttherapieprogramm teilnahmen, zeigten sich bei Aufnahme im Vergleich zur Allgemeinbevölkerung höhere Werte bezogen auf Depression, Angst und Alkoholkonsum sowie niedrigere Werte im Bereich Selbstmitgefühl (Brooks et al. 2012). Nach Beendigung der Therapie ergab sich eine Zunahme an Selbstmitgefühl und Achtsamkeit und eine Abnahme im Bereich Selbstkritik und Selbstentwertung. Ein Zusammenhang von Selbstmitgefühl und problematischem Alkoholkonsum konnte 667 Studentinnen mit Kindheitstraumata nachgewiesen werden. Selbstmitgefühl war ein wichtiger Faktor im Umgang mit den Traumata in der Kindheit und hatte somit einen indirekten Einfluss auf einen überhöhten Alkoholkonsum als Folge von Kindheitstraumata (Miron et al. 2013). Ein ähnlicher Befund zeigte sich bei einer Untersuchung an 81 Jugendlichen mit einem problematischen Alkoholkonsum. Auch hier ergab sich ein Zusammenhang zwischen Kindheitstraumata, Selbstmitgefühl und Alkoholkonsum (Vettese et a. 2011). Einen positiven Einfluss auf den Langzeitverlauf von traumatisierten Jugendlichen konnten Zeller et al. (2015) nachweisen. Iskender und Ahmet (2011) fanden einen negativen Zusammenhang zwischen Selbstmitgefühl und Achtsamkeit mit der Wahrscheinlichkeit des Auftretens einer Internetabhängigkeit. In einer ersten Pilotstudie, in der Selbstmitgefühl therapeutisch eingesetzt und untersucht wurde, wurden 41 Patientinnen mit Bulimie randomisiert entweder der

Compassion Focused Therapie (CFT, Gilbert und Plata 2013) oder einer kognitiven Verhaltenstherapie zugeteilt. Hierbei konnten beide Therapieformen die Anzahl der Tage mit bulimischen Anfällen reduzieren, wobei CFT das Selbstmitgefühl der Patientinnen signifikant verbessern konnten (Kelly und Karter 2015).

In Untersuchungen an Stichproben ohne eine Suchtmittelproblematik konnten positive Auswirkungen von Selbstmitgefühl auf die psychische Gesundheit und das körperliche Wohlbefinden nachgewiesen werden. Menschen mit Selbstmitgefühl sind weniger ängstlich, haben weniger Depressionen und weisen weniger Selbstkritik und Selbstverurteilung auf (Pauley und McPherson 2010, Shapira und Mongrain 2010, Keng et al. 2012). Die Beziehung zum eigenen Körper ist besser, die Angst vor Fehlern und vor Scheitern ist geringer. Selbstmitgefühl wird auch mit positiven Zuständen wie Glück, Optimismus, Zufriedenheit, Neugier und Kreativität in Verbindung gebracht. Menschen mit Selbstmitgefühl können leichter aus ihren Fehlern lernen und Verantwortung übernehmen (Neff 2016). In einer Metaanalyse von 20 Studien zum Thema Selbstmitgefühl zeigten signifikante Zusammenhänge zwischen Selbstmitgefühl und Psychopathologie (MacBeth und Gumly 2012). Die Autoren kamen zu der Schlussfolgerung, dass Selbstmitgefühl einen hohen Einfluss auf die seelische Gesundheit sowie Resilienz hat (van Dam et al. 2011). Das Beeindruckende an Selbstmitgefühl ist, dass es negative Emotionen nicht einfach ersetzt, sondern die Fähigkeit fördert, unangenehme Emotionen in Verbindung mit angenehmen, positiven Emotionen wahrnehmen und erleben zu können.

Positive Wirkungen von Selbstmitgefühl konnten auch auf biologischer Ebene nachgewiesen werden. So konnten Rein, Atkinson und McCraty (1995) zeigen, dass Probanden, die in der Lage waren, sich mitfühlende Bilder vorzustellen, positive Effekte auf das Immunsystem (sIGA) hatten. Negative, wutbesetzte Imaginationen hatten negative Effekte auf das Immunsystem. Veränderungen im frontalen Kortex, Immunsystem und im Wohlbefinden konnten Lutz et al. (2008) bei Übungen zum Mitgefühl für andere nachweisen. Eine Verbesserung der Immunfunktion sowie neuroendokrinologischer und verhaltensbezogener Reaktionen auf Stress fanden Pace et al. (2009). Eine Steigerung der Herzratenvariabilität und eine Senkung des Cortisolspiegels konnte bei wenig selbstkritischen Menschen durch mitfühlende Imaginationen gezeigt werden (Rockliff et al. 2008).

Bereits eine kurze Meditation in liebevoller Güte führte zu dem Gefühl von mehr an sozialer Verbundenheit und Zusammengehörigkeit (Hutcherson et al. 2008). Bei einer Untersuchung in der Arbeitswelt konnte gezeigt werden, dass Meditationen in Mitgefühl zu einer Zunahme von positiven Emotionen, Achtsamkeit, Gefühlen von einer Sinnhaftigkeit im Leben und dem Erleben von sozialer Unterstützung sowie zu einer Reduktion von Krankheitssymptomen führte (Fredrickson et al. 2008). Gilbert und Procter (2006) konnten in einer kleinen, unkontrollierten Untersuchung bei Menschen mit chronischen psychischen Problemen nachweisen, dass Mitgefühlstraining zu einer signifikanten Reduzierung von Scham, Selbstkritik, Depression und Angst führte.

Neff (2003) wies auf den Unterschied von Selbstmitgefühl und Selbstwert hin und konnte zeigen, dass Selbstmitgefühl ein besserer Prädiktor für Wohlbefinden ist als Selbstwert (Neff und Vonk 2009). Die Erstellung von mitfühlenden Briefen an sich selbst hilft bei der Bewältigung von schwierigen Lebensereignissen und führt zu einem Rückgang von Depressionen (Leary et al. 2007).

Zusammenfassend kann gesagt werden, dass die Forschung über Selbstmitgefühl zwar noch am Anfang steht, die ersten Ergebnisse jedoch darauf hinweisen, dass Selbstmitgefühl ein relevanter Prädiktor für psychisches und körperliches Wohlbefinden ist und ein Einsatz in der Suchttherapie sinnvoll erscheint.

Zukünftige Forschung

Primäres Ziel zukünftiger Forschung sollte der Nachweis der Wirksamkeit von achtsamkeitsbasierten und achtsamkeitsorientierten

Therapieprogrammen in kontrollierten Studien mit ausreichend großen Fallzahlen und ausreichend guter Qualität sein. In den meisten Übersichtsarbeiten und Studien zum Themenkomplex Achtsamkeit in der Suchttherapie wurden zu kleine Stichproben und qualitative Mängel beanstandet (Zgierska et al. 2008, Anheyer et al. 2017, Maglione 2017). Daher gilt es Studien mit ausreichend großen Fallzahlen zu konzipieren und vor allem ausreichend Forschungsgelder zu generieren.

Neben dem Wirksamkeitsnachweis wird sich zukünftige Forschung mit der Differenzierung und Weiterentwicklung von achtsamkeitsbasierten Programmen in der Suchttherapie auseinandersetzen müssen (Witkiewitz et al. 2014). Ein Themenfeld ist die Untersuchung der Wirksamkeit bei unterschiedlichen Substanzen, z. B. Nikotin (Adams et al. 2015), Opiate (Bowen et al. 2017) oder Stimulanzien (Glasner et al. 2017). Lohnenswert erscheint auch die Überprüfung einer möglichen Wirksamkeit gerade für nicht stoffgebundene Süchte wie Internetsucht, pathologisches Spielen oder pathologisches Kaufen.

Zu wenig erforscht ist bisher die Frage nach der Wirksamkeit bei verschiedenen Untergruppen von Suchtpatienten. Wirkt Achtsamkeit unterschiedlich bei Männern oder Frauen, bei jungen oder älteren Patienten (Biegel et al. 2009, Khanna und Greeson 2013, Baer 2015) oder bei unterschiedlichem Bildungsgrad. Wenngleich die Ergebnisse der ersten Pilotstudie an Patienten durchgeführt wurden, die einen multiplen Substanzkonsum hatten und die eher zu unteren sozialen Schichten mit niedrigem Einkommen zu rechnen sind und dort eine gute Wirksamkeit nachgewiesen werden konnte (Bowen et al. 2009), ist die Anzahl der Studien und vor allem der Studienteilnehmer nicht ausreichend groß, um diese Fragen ausreichend beantworten zu können.

Weiterhin gilt es die Wirkmechanismen von Achtsamkeit in der Suchttherapie und Psychotherapie zu untersuchen. Handelt es sich Aspekte von Aufmerksamkeit und Fokussierung (Lao et al. 2016, Segal et al. 2016, Berk et al. 2017) oder geht es um die Fähigkeit zur inneren Distanzierung (Gu et al. 2015). Unterstützen Achtsamkeit und Selbstmitgefühl im Sinne der Emotionsregulation die Fähigkeit mit schwierigen Emotionen, wie Ärger, Wut und Frustration umzugehen (Keng et al. 2012)? Sind unspezifische Faktoren wie Entspannung und Selbstwirksamkeitserwartungen wichtige Faktoren bei achtsamkeitsbasierten Therapien oder gibt es einen spezifischen Wirkmechanismus, der einen direkten Einfluss auf das Suchtgedächtnis hat (Blume und Marlatt 2009, Brewer et al. 2013).

Eine für die klinische Praxis wichtige Fragestellung wird in Zukunft sein, wie häufig sind Achtsamkeitsübungen durchzuführen. Bisher wird eine regelmäßige Übungspraxis von täglich 30- 45 min. empfohlen und als Voraussetzung für die Wirksamkeit dieser Programme angegeben. Da dieser Zeitaufwand für die Anwendung dieser Programme für viele Patienten und Therapeuten eine große Hürde darstellt, sollte sich zukünftig Forschung auch mit der Frage auseinandersetzen, wieviel Übungspraxis für den Erfolg dieser Programme notwendig ist. Wie lange muss pro Tag geübt werden und über welchen Zeitraum ist eine Übungspraxis notwendig. Reicht eine Übungspraxis während der Teilnahme an einem entsprechenden Programm oder ist für einen nachhaltigen Erfolg eine über das Programm hinausgehende Übungspraxis erforderlich (Bowen und Kurz 2012)

Ein weiterer Forschungsschwerpunkt wird die Anwendung von achtsamkeitsbasierten Programmen im Bereich Gesundheitsprävention in der Hausarztpraxis und in der ambulanten allgemeinärztlichen Praxis sein (Shapiro et al. 2005, Murray et al. 2016, Demarzo et al. 2017). Schon jetzt weisen erste Studien darauf hin, dass unterschiedliche Patientengruppen mit körperlichen und psychischen Beschwerden von Achtsamkeitsprogrammen profitieren können. Da bisherige achtsamkeitsbasierte Ansätze sehr zeitintensiv sind, werden zukünftige Aspekte der Weiterentwicklung von achtsamkeitsbasierten und achtsamkeitsorientierten Ansätzen in der Entwicklung von Kurzzeitprogrammen liegen, die nicht nur in spezifischen Suchttherapieprogrammen, sondern in der breiten Versorgung der hausärztlichen Praxis Anwendung finden können (Glimartin et al. 2017).

Auch in der Berufswelt finden Achtsamkeitsprogramme als Prävention zunehmend Anwendung. Positive Effekte von achtsamkeitsbasierten Interventionen konnten für Mitarbeiter des Gesundheitswesens (Botha et al. 2015, O`Driscoll et al. 2017) oder Studenten (McConville et al. 2017) nachgewiesen werden. Stress, Ängstlichkeit oder depressive Stimmungen konnten reduziert, Selbstwirksamkeit und Empathiefähigkeit erhöht werden. Kritisch zu bewerten ist der Einsatz von Achtsamkeitsprogrammen zur generellen Leistungssteigerung. In einer immer schneller werdenden Zeit sollten diese Entwicklungen kritisch von der Forschung begleitet und auf Wirkungen und Nebenwirkungen untersucht werden.

Wünschenswert wäre es weiterhin, den Begriff Achtsamkeit im Rahmen von Studien genauer zu konzeptualisieren und zu definieren (Brewer et al. 2013). Zu wenig Aufmerksamkeit wird der Frage gewidmet, was verstehen wir unter dem Begriff Achtsamkeit und was verstehen Patienten unter dem Begriff Achtsamkeit. In bisherigen Studien wird die Frage, welches Konstrukt von Achtsamkeit gemessen wird, zu wenig diskutiert und definiert (Großmann 2008). Ein Blick in den philosophischen Ursprung von Achtsamkeit verdeutlicht sehr schnell, dass in unserer gängigen Psychotherapiepraxis, auch in der Suchttherapie von Achtsamkeit gesprochen und mit Achtsamkeit therapiert wird, obwohl selbst in den Ursprungsschriften die Definition von Achtsamkeit nicht immer einfach zu verstehen ist (Bishop et al. 2004, Schmidt 2014).

8

Zusammenfassung und Ausblick

Die Anwendung von Achtsamkeit in der Psychotherapie und in der Suchttherapie findet derzeit eine schnelle Verbreitung. Neben den spezifischen achtsamkeitsbasierten Therapieverfahren wie MBSR, MBCT und im Suchtbereich MBRP hat das Prinzip Achtsamkeit für Patienten und Therapeuten einen hohen Stellenwert. Unklar ist häufig, welche Bedeutung und Definition sich hinter dem Begriff Achtsamkeit verbirgt, der heute ubiquitär nicht nur in der Therapie, sondern auch in der Gesellschaft verwendet wird. Meistens wird der Begriff Achtsamkeit als eine Form von offener und freundlicher Aufmerksamkeit verwendet, durch die die Wahrnehmung im Hier und Jetzt gefördert wird. In diesem Sinne ist Achtsamkeit ein integraler Bestandteil vieler Therapien. Fast jede Therapieform wird für sich in Anspruch nehmen, eine bewusste Wahrnehmung der eigenen Person und der Umwelt zu fördern. In diesem Kontext werden Achtsamkeitsübungen in vielen Kliniken und Entwöhnungseinrichtungen als ergänzender Therapiebaustein angewandt und helfen Patienten, sich selbst bewusster wahrzunehmen und eine differenzierte Wahrnehmung von Suchtmittelverlangen entwickeln zu können. Das Training einer bewussteren Wahrnehmung von Emotionen, insbesondere Ärger, Wut und Frustration als mögliche Auslösefaktoren von Suchtdruck, stellen Aspekte von angewandter Achtsamkeit in der Suchttherapie dar.

In einem erweiterten Verständnis der von Kabat Zinn formulierten Definition von Achtsamkeit als einer bestimmten Form der Aufmerksamkeit: bewusst, im gegenwärtigen Augenblick und ohne zu urteilen (Kabat-Zinn 2001), gibt es jedoch grundlegende Unterschiede zwischen klassischer Suchttherapie in Verbindung mit achtsamkeitsorientierten Übungen und achtsamkeitsbasierter Psychotherapie incl. der achtsamkeitsbasierten Rückfallprävention MBRP (Bowen et al. 2012). Klassische Suchttherapien haben im Kern das Ziel, Gedanken und Gefühle, auch Craving aktiv verändern oder verhindern zu wollen. Achtsamkeitsbasierte Ansätze in der Psychotherapie und Suchttherapie vermitteln eine neue Form der Akzeptanz und der Beziehung zu Gedanken, Gefühlen und Suchtmittelverlangen. Im Grundverständnis der Achtsamkeit geht es nicht um die Veränderung der auftretenden Phänomene, sondern um eine neue Form der Wahrnehmung und Beziehung zu diesen Phänomenen. Achtsamkeit fördert die Fähigkeit, eine Beobachterposition einzunehmen und Gedanken, Gefühle und Suchtmittelverlangen als vorübergehende Phänomene zu betrachten, ohne sich von diesen vereinnahmen zu lassen. In diesem Grundverständnis wird ein offener und akzeptierender Umgang mit der eigenen Erkrankung erlernt, dessen primäres Ziel nicht die Veränderung der Erkrankung oder des Suchtdruckes ist, sondern eine neue Form der Akzeptanz und inneren Distanzierung gegenüber der Suchterkrankung.

Ziel von achtsamkeitsbasierten Therapien ist nicht die Verhinderung von Impulsen und Suchtmittelverlangen, sondern das bewusste Annehmen dieser Impulse ohne von diesen dominiert zu werden

(Bowen et al. 2012). Diese Form des »Nicht Verändern Wollen« stellt für Patienten und Therapeuten eine große Herausforderung dar (Weiss und Harrer 2010). Der Wunsch, »gesund« zu sein, keine Krankheitssymptome mehr zu haben und in Zukunft nicht mehr unter Suchtdruck leiden zu müssen, entspricht eher einem »klassischen« Verständnis von Suchttherapie. Im Rahmen achtsamkeitsbasierter Therapien liegt der primäre Fokus nicht auf der Verhinderung von Suchtmittelverlangen oder gar der Erkrankung, sondern fördert eine bewusste und aktive Akzeptanz der Erkrankung und eine neue Form der Beziehung gegenüber dieser Erkrankung. Durch die regelmäßige Übungspraxis von Achtsamkeit wird die Fähigkeit gefördert, Suchtmittelverlangen als einen vorübergehenden Impuls zu betrachten. Aus der Beobachterposition heraus wird es möglich, das Phänomen Suchtmittelverlangen und damit verbundene Handlungsimpulse, sprich ein Suchtmittel konsumieren zu wollen, neugierig zu betrachten, ohne sich von diesen dominieren zu lassen. Die Entwicklung einer stabilen Beobachterposition erfordert allerdings eine regelmäßige Übungspraxis, im Rahmen derer eine neue Form der inneren Stabilität und der inneren Verankerung ermöglicht und erfahrbar wird. Primäres Ziel einer achtsamkeitsbasierten Suchttherapie ist daher die Entwicklung einer neuen Form der inneren Verankerung, aus der heraus ein neuer Blickwinkel und eine neue Perspektive auf die eigene Person und die eigene Erkrankung möglich werden. Für Patienten und Therapeuten erfordert dieses Grundverständnis der achtsamkeitsbasierten Suchttherapie eine regelmäßige Übungspraxis, durch die dieses Grundverständnis von Achtsamkeit erfahrbar wird. Ob diese Form der Grundhaltung von achtsamkeitsbasierter Suchttherapie in der Versorgung von Suchtpatienten in traditionellen Suchttherapieeinrichtungen Einzug gefunden hat, bleibt zu bezweifeln. Kritisch zu hinterfragen ist auch, ob achtsamkeitsbasierte Ansätze in der heutigen Versorgungsstruktur umsetzbar sind. Eine regelmäßige Achtsamkeits- bzw. Meditationspraxis von Patienten und Therapeuten ist aufgrund struktureller Rahmenbedingungen in Entwöhnungsbehandlungen kaum vorstellbar. Patienten und Therapeuten müssten einer regelmäßigen Übungspraxis zustimmen und diese Übungen müssten ausreichend Raum und Zeit im Rahmen der Therapie erhalten. Weiterhin stellt sich die Frage, ob die Anwendung von achtsamkeitsbasierten Übungen eine Basiskompetenz gegenüber der eigenen Suchterkrankung und eine Basiskompetenz in Richtung Abstinenz voraussetzt. Das achtsamkeitsbasierte MBRP Programm wurde als Nachsorge nach einer Entwöhnungstherapie entwickelt und erhebt in diesem Grundverständnis nicht den Anspruch, eine Alternative zur klassischen Suchttherapie zu sein, sondern eine Ergänzung darzustellen. Die heute vorliegenden Forschungsergebnisse unterstützen dieses Vorgehen. Achtsamkeitsbasierte Ansätze in der Suchttherapie konnten keine Überlegenheit gegenüber den klassischen Suchttherapieverfahren nachweisen.

Eine in der Versorgung von Suchtpatienten gut vorstellbare Integration von Achtsamkeit erscheint die Umsetzung von achtsamkeitsorientierten Ansätzen in der klassischen, insbesondere stationären Suchttherapie. Achtsamkeitsbasierte Ansätze, z. B. das 8 Wochen MBRP Programm stellt eine sinnvolle Ergänzung im Anschluss an eine stationäre Suchttherapie im ambulanten Setting dar.

Zukünftige Forschung wird sich mit den Fragen nach möglichen Weiterentwicklungen bestehender Programme, insbesondere auch mit der Praktikabilität im klinischen Alltag auseinandersetzen müssen. Weitere Themen werden die Untersuchung von möglichen Wirkmechanismen von Achtsamkeit sein, die Differenzierung nach Subgruppen, wie Alter, Geschlecht oder Bildung und die Untersuchung der Wirksamkeit von Achtsamkeit bei unterschiedlichen Substanzen.

Nachdem die erste Euphorie über den Einsatz von Achtsamkeit in unterschiedlichen therapeutischen, aber auch gesellschaftlichen Kontexten vorüber ist, bleibt zu hoffen und zu wünschen, dass in den nächsten Jahren eine differenzierte, in Teilen wahrscheinliche ernüchternde, aber dafür umso realistischere und achtsamere Diskussion über dieses neue Therapieverfahren geführt werden kann. Alte Vorurteile gegenüber Meditation und Achtsamkeit, aber auch zu Beginn vorhandene Idealisierungen und überhöhte Hoffnungen können wie bei der Achtsamkeitspraxis selbst, erkannt werden. Eine offene Diskussion über Erfahrungen bei der Anwendung dieser neuen Therapiemethode bzw. dieses neuen Therapieverständnisses und neue Forschungsergebnisse werden einen realistischen Blick für den Einsatz von Achtsamkeit in der Suchttherapie ermöglichen.

9

Anhang: Praktische Übungen für Patienten und Therapeuten

In diesem Kapitel finden Sie Achtsamkeitsübungen für die tägliche Übungspraxis für Sie als Therapeuten und für Ihre Patienten. Diese Übungen sollen und können eine Begleitung einer therapeutischen Behandlung darstellen, die Sie mit Patienten durchführen. Die Übungen sollten mit Ihren Patienten vorbesprochen werden, so dass die Patienten durch Sie als Therapeuten über mögliche Wirkungen, aber auch Nebenwirkungen informiert werden.

Die Übungen sind aufeinander aufgebaut und an das MBRP-Programm angelehnt. Bei den allgemeinen Übungen handelt es sich um Kurzformen der Übungen aus dem MBRP-Programm. Dies soll Ihnen und Patienten die tägliche Übungspraxis erleichtern.

Im Anschluss an das Inhaltsverzeichnis finden Sie einen Download-Link sowie ein Passwort, mit denen Sie über die Homepage des Kohlhammer-Verlags den Audiofile abrufen können.
Damit eine persönliche Atmosphäre entstehen kann, wird in den Übungen grundsätzlich mit der »Du«-Form gearbeitet.
Falls Sie oder Ihre Patienten bei einer der Übungen Unbehagen oder körperliche Symptome empfinden, so bitten wir Sie, die Übungen zu beenden und darüber mit den Patienten zu sprechen.

Allgemeine Achtsamkeitsübungen

Body Scan

Die bewusste Wahrnehmung des Körpers wird in der Vipassana- oder Einsichtsmeditation als Grundlage für Achtsamkeit beschrieben. Auf der Basis der bewussten Wahrnehmung von Körperempfindungen kann in späteren Achtsamkeitsübungen die Wahrnehmung von Gedanken und Gefühlen erlernt werden. Im Kontext von Suchterkrankungen hat eine achtsame Wahrnehmung von Körperempfindungen eine hohe Relevanz, da Suchtmittelverlangen bzw. der Drang, eine Substanz zu konsumieren, sich häufig körperlich manifestiert. Die bewusste Wahrnehmung von Veränderungen im Körper als Beginn eines Suchtmittelverlangens ermöglicht Rückfallprozesse frühzeitig zu erkennen, automatisiertes Rückfallverhalten zu unterbrechen und achtsame Handlungen, die für eine Abstinenz notwendig sind, zu treffen.

Anleitung:

Setzte dich bequem und aufrecht hin, wo immer es dir gerade möglich ist. Wenn du möchtest, schließe die Augen und richte deine Aufmerksamkeit nach innen auf deinen Körper. Achte darauf, dass deine

Füße mit der ganzen Sohle Kontakt mit dem Boden haben. Die Arme liegen locker auf den Oberschenkeln oder sind im Schoß ineinandergelegt. Der Oberkörper ist aufrecht, entspannt und in einer würdevollen Haltung. Richte jetzt deine Aufmerksamkeit für ein paar Momente auf deinen Atem und spüre die Bewegung des Atems in deinem Körper.

Wenn wir jetzt eine Reise durch deinen Körper machen, nehme wie mit einer Antenne aufmerksam wahr, welche Empfindungen in den einzelnen Körperregionen vorhanden sind, und zwar so wie sie im Moment sind, unabhängig davon ob sie angenehm, unangenehm oder neutral sind. An manchen Stellen haben wir intensive Empfindungen, an manchen Stellen nur sehr schwache oder auch gar keine. Was auch immer vorhanden ist, ist ok. Es geht darum, neugierig unseren Körper zu erforschen.

Richte nun deine Aufmerksamkeit auf deine Füße. Spüre den Kontakt mit dem Boden. Wie fühlen sich deine Füße im Moment an? Die Fußsohlen, die Zehen, der Fußrücken. Von den Füßen wandere langsam mit deiner Aufmerksamkeit die Beine nach oben. Über die Unterschenkel, das Kniegelenk bis zum Oberschenkel. Welche Teile meiner Beine nehme ich wahr? Die Haut, die Muskulatur, die Knochen. Wie sind die Empfindungen? Angenehm, vielleicht an manchen Stellen auch unangenehm. Oder vielleicht spüre ich an manchen Stellen auch gar nichts. Nehme wie mit einer Antenne wahr, welche Empfindung auch immer vorhanden ist. Nun spüre das Gesäß und das ganze Becken, mit Knochen und Beckenboden. Vom Becken wandere langsam mit deiner Aufmerksamkeit Wirbel für Wirbel den Rücken nach oben. Nehme den unteren Rückenbereich wahr, insbesondere die Muskulatur. Wie ist die Qualität der Muskulatur? Entspannt, vielleicht angespannt. Nur beobachten, ohne zu bewerten oder verändern zu wollen. Vom unteren Rückenbereich gehe mit deiner Aufmerksamkeit den Rücken nach oben bis zum Schulterbereich. Und von der Schulter richte nun die Aufmerksamkeit ganz auf deine Arme. Spüre deine Hände, deine Unterarme, das Ellenbogengelenk, die Oberarme. Alles wahrnehmen und erforschen, neugierig als ob es zum ersten Mal wäre.

Und von den Armen richte die Aufmerksamkeit auf Hals und Nacken. Wie fühlt sich mein Nackenbereich im Moment an? Entspannt oder angespannt. So wahrnehmen, wie es ist. Und vom Nacken wandere mit deiner Aufmerksamkeit über den Hals, den Hinterkopf, den Scheitel des Kopfes bis zur Stirn. Spüre die Muskulatur und Haut der Stirn. Und von der Stirn dehne die Aufmerksamkeit auf das gesamte Gesicht aus. Die Augen, die Wangen, die Nase, der Mund und der Kiefer. Wie fühlt sich mein Gesicht im Moment an? Vielleicht gelingt es dir, den feinen Atemzug an den Nasenflügeln wahrzunehmen. Den Luftzug der Ein- und Ausatmung. Folge jetzt der Einatmung von den Nasenflügen über den Hals bis zum Brust- und Bauchbereich. Nehme die Bewegung des Atems im Oberkörper wahr. Das Heben und Senken des Brust- und Bauchbereiches.

Zum Abschluss der Übung möchte ich dich einladen, die Aufmerksamkeit auf den ganzen Körper auszudehnen. Spüre, wie der Atem den ganzen Körper durchströmt. Vom Scheitel bis zu den Zehenspitzen. Nehme für ein paar Momente den Fluss des Atems im ganzen Körper wahr.

Gong

Richte deine Aufmerksamkeit in deinem Tempo langsam wieder auf den Raum. Öffne die Augen und nehme den Raum wahr, in dem du dich gerade befindest. Lass deinen Blick etwas umherwandern, um wieder ganz im Raum anzukommen. Wenn du möchtest, kannst du deinen Körper gerne bewegen. Die Arme und Beine strecken, und ein paar tiefe Atemzüge nehmen.

Diese Meditation kann dir dabei helfen, deinen Körper bewusst wahrzunehmen und deine Aufmerksamkeit zu steuern. Mit dieser Fähigkeit können wir uns später unseren Gedanken und Gefühlen zuwenden und auch wieder loslassen, so wie wir uns in der Übung einzelnen Körperteilen zugewandt und auch wieder abgewandt haben. Gönn' dir ruhig mehrmals am Tag eine kleine Auszeit und wiederhole die Übung. Du wirst schon nach kurzer Zeit feststellen, wie du immer besser deine Aufmerksamkeit steuern kannst. Außerdem gibt es einen kleinen Nebeneffekt: Du wirst entspannter und gelassener. (Kurzform nach Kabat Zinn 2001)

Atemübung

In der letzten Übung hast du geübt, deine Aufmerksamkeit von einem Körperteil auf den nächsten zu richten. In dieser Übung wollen wir lernen, die Aufmerksamkeit ganz auf den Atem zu richten und den Atem von alleine geschehen zu lassen. Es ist nicht einfach, etwas zu beobachten, ohne es verändern zu wollen. Vor allem dann nicht, wenn wir es gerne anders hätten. Es geht also bei der Übung nicht darum, den Atem zu steuern und eine möglichst ruhige, tiefe und entspannte Atmung zu haben. Lass den Atem geschehen, so wie er im Moment ist. Wenn du dich von deinen Vorstellungen von der richtigen Atmung verabschiedest, wird sich eine ganz natürliche Atmung einstellen. So paradox das klingen mag, je weniger wir tun, desto selbstverständlicher erleben wir unseren natürlichen Atem. Und wenn wir unseren Atem in seinem natürlichen Fluss wahrnehmen können, kann er uns helfen, innere Stabilität herzustellen und unsere innere Mitte zu finden.

Anleitung:

Setzte dich bequem und aufrecht hin, wo immer es dir gerade möglich ist. Wenn du möchtest, schließe die Augen und lenke deine Aufmerksamkeit nach innen auf deinen Körper. Spüre den Kontakt von deinen Füßen mit dem Boden, von deinem Gesäß mit der Sitzfläche und richte deine Oberkörper entspannt auf. Die Schultern sinken leicht nach hinten unten, der Nacken ist lang, der Kopf aufrecht. Nimm dir ein paar Momente Zeit, ganz in deinem Körper anzukommen und alle Körperempfindungen so wahrzunehmen, wie sie gerade im Moment sind.

Richte nun deine Aufmerksamkeit ganz auf deinen Atem. Spüre die Bewegung des Atems in deinem Körper. Im Brustbereich, im Bauchraum. Lasse den Atem so geschehen, wie er gerade ist, versuche nicht, ihn zu kontrollieren oder zu verändern. Es geht nicht darum, einen bestimmten, möglichst tiefen Atem zu haben. Es gibt nichts zu tun, einfach den Atem geschehen lassen.

Beobachte deine Atemzüge mit deiner ganzen Aufmerksamkeit. Die Bewegung der Einatmung und der Ausatmung. Einigen hilft es sich auf die Stelle zu konzentrieren, an dem du den Atem am stärksten spürst. Egal ob Bauch oder Brustraum. Nehme diese Stelle als Anker, zu dem du immer zurückkehren kannst.

Sei neugierig und beobachte jeden Atemzug, als ob es der erste wäre.

Während du versucht, deine ganze Aufmerksamkeit auf den Atem zu richten, wirst du feststellen, dass dies gar nicht so einfach ist. Unsere Aufmerksamkeit wandert und beschäftigt sich gerne mit anderen Dingen. Gedanken, Gefühle oder auch Körperempfindungen treten in dein Bewusstsein. Dies ist völlig normal und gehört zur Übung. Wir alle werden abgelenkt. Entscheidend ist es, wahrzunehmen, dass wir mit unserer Aufmerksamkeit nicht mehr beim Atem sind. Bleibe freundlich und geduldig, auch wenn du immer wieder abgelenkt wirst, und kehre immer wieder mit deiner Aufmerksamkeit zum Atem zurück.

Sei dir bewusst, dass diese Ablenkung weder schlecht noch falsch ist, sondern ein wichtiger Teil dieser Übung. Wir trainieren unsere Fähigkeit, unser Bewusstsein zu steuern, indem wir feststellen, dass wir abgelenkt sind und uns dann bewusst entscheiden, unsere Aufmerksamkeit wieder freundlich auf unseren Atem zu lenken.

Beobachte in Stille deinen Atem selbstständig weiter. Sei freundlich und geduldig mit dir, auch wenn du immer wieder abgelenkt wirst. Kehre immer wieder zum Atem zurück.

Nach dem Ton der Glocke richte deine Aufmerksamkeit langsam wieder in den Raum, in dem du dich befindest. Spüre und – wenn du magst – bewege deinen Körper. Nehme ein paar tiefe Atemzüge und öffne deine Augen.

9 Anhang: Praktische Übungen für Patienten und Therapeuten

Gong

Diese Meditation kann dir dabei helfen, deine Aufmerksamkeit ganz auf einen Aspekt unserer Erfahrung zu richten. Am Beispiel des Atems üben wir, unsere Erfahrung im Hier und Jetzt wahrzunehmen, ohne diese beeinflussen zu wollen. Sei nicht verwundert, wenn dir dies nicht immer gelingt und du immer wieder abschweifst. Dies gehört zur Übung, wir alle werden immer wieder abgelenkt. Bleibe ganz bei deiner Erfahrung und freue dich über alles, was im Moment auftaucht. Es geht nicht darum, diese Übung perfekt zu machen und immer beim Atem zu bleiben, sondern neugierig wie in einem Labor unser Bewusstsein zu beobachten. Diese Haltung nennt man auch Forschergeist oder Anfängergeist. Eine Grundhaltung, die geprägt ist von Offenheit und Neugier.

Gedanken als Gedanken erkennen

In der letzten Übung hast du gelernt, deinen Atem zu beobachten, und du hast erfahren, wie leicht wir uns, z. B. von unseren Gedanken, ablenken lassen.

In dieser Übung wollen wir unsere Gedanken beobachten, ohne dass wir uns von diesen vereinnahmen lassen. Manchmal können Gedanken so mächtig sein, dass wir Gefangene unserer Gedanken sind und glauben, dass unsere Gedanken Tatsachen sind. Unsere Gedanken versuchen uns dann zu überzeugen, dass wir nicht in Ordnung sind, dass wir nicht richtig handeln oder dass mit uns etwas nicht stimmt.

In der heutigen Übung geht es darum, Gedanken bewusst wahrzunehmen und mit einer inneren Distanz zu betrachten, ohne uns von diesen vereinnahmen zu lassen. Hilfreich ist es dabei, unseren Gedanken ein Etikett wie Bewertung, Erinnerung, Planung oder Wünsche zu geben. Wenn wir in der Lage sind, unsere Gedanken aus der Distanz zu betrachten, sind wir nicht mehr Gefangene unserer Gedanken, sondern können diese als Phänomene betrachten, die kommen und gehen. Wir *sind* nicht unsere Gedanken, sondern wir *haben* Gedanken, die wir beobachten können.

Anleitung

Setze dich bequem und aufrecht hin, wo immer es dir gerade möglich ist. Wenn du möchtest, schließe die Augen und lenke deine Aufmerksamkeit nach innen auf deinen Körper. Spüre den Kontakt von deinen Füßen mit dem Boden, von deinem Gesäß mit der Sitzfläche und richte deine Oberkörper entspannt auf. Nimm dir ein paar Momente Zeit, ganz in deinem Körper anzukommen und alle Körperempfindungen so wahrzunehmen, wie sie gerade im Moment sind. Nehme deinen Atem wahr, so wie er von ganz alleine ein- und ausströmt. Es gibt in diesem Augenblick nichts zu tun, einfach den Körper und den Atem wahrnehmen.

Wenn du allmählich zur Ruhe gekommen bist, lenke deine Aufmerksamkeit auf die Wahrnehmung deiner Gedanken. Achte darauf, welcher Gedanke dir als erstes in den Sinn kommt. Beobachte jeden Gedanken, wie er aufkommt und wieder vergeht. Gedanken können Worte, ganze Sätze, Geschichten oder Bilder sein. Versuche die Qualität jeden Gedankens wahrzunehmen. Manche Gedanken sind leicht, ziehen vorbei wie Schleierwolken, manche Gedanken bleiben etwas länger, sind drängender, wie dunkle Wolken, die nicht vorbeiziehen wollen. Egal, welche Form die Gedanken haben, lasse die Gedanken vorbeiziehen und beobachte, wann der nächste Gedanke kommt.

Wenn du bemerkst, dass du dich in Gedanken verlierst, was immer wieder ganz natürlich geschieht, freue dich, dass du dies bewusst wahrgenommen hast. Gehe beim nächsten Atemzug innerlich etwas zurück und beginne von Neuem, Gedanken als Gedanken zu beobachten.

Und jetzt möchte ich dich einladen, deine aufkommenden Gedanken mit einem Etikett zu versehen. Vielleicht sind es Bewertungen über dich, dein Erleben oder über die Art, wie du diese Übung machst. Wenn dies so ist, gib den Gedanken einfach das Etikett »Bewertung« und lasse die Gedanken vorüberziehen. Vielleicht kommt auch eine

Erinnerung auf, dann gebe den Gedanken das Etikett »Erinnerung«. Möglicherweise machst du Pläne, was du nach dieser Übung machen möchtest oder morgen vorhast, dann gib den Gedanken das Etikett »Planung«. Oft treten auch Wünsche auf, was geschehen könnte oder was wir gerne hätten. Erkenne deine Gedanken als Bewertung, Erinnerung, Planung oder Wünsche und lasse deine Gedanken dann vorbeiziehen. Wenn dir kein Etikett einfällt, dann benenne den Gedanken einfach als Gedanke.

Versuche noch ein paar Momente, deine Gedanken zu beobachten. Wie sie kommen und gehen, wenn du möchtest, kannst du ihnen auch ein Etikett geben.

Und wenn du dich in deine Gedanken verlierst, sei freundlich zu dir und freue dich, dass du dies wahrgenommen hast.

Nach dem Ton der Glocke richte deine Aufmerksamkeit langsam wieder in den Raum, in dem du dich befindest. Spüre und wenn du magst, bewege deinen Körper. Nehme ein paar tiefe Atemzüge und öffne deine Augen.

Gong

Diese Meditation kann dir dabei helfen, deine Gedanken als ein Phänomen unseres gegenwärtigen Erlebens zu betrachten. Du kannst erkennen, dass Gedanken nichts weiter als Worte, Sätze oder Bilder sind, die uns durch den Kopf gehen und nicht etwa verlässliche Tatsachen oder gar die Wirklichkeit. Diese Meditation soll dir auch helfen, deine Gedanken nicht als etwas Bedrohliches anzusehen, das du bekämpfen musst. Ähnlich wie bei unseren Körperempfindungen oder Gefühlen können wir lernen, Gedanken als geistige Phänomene wahrzunehmen und zu beobachten, wie sie kommen und gehen.

Gefühle bewusst wahrnehmen

In den bisherigen Meditationen haben wir uns nicht mit unseren Gefühlen beschäftigt. Wir haben am Beispiel unseres Körpers, unseres

Atems und unserer Gedanken geübt, unsere Aufmerksamkeit bewusst zu lenken und uns selbst neugierig und achtsam zu beobachten.

Nachdem du jetzt aber bereits eine gewisse Übungserfahrung hast, können wir beginnen, uns unseren Gefühlen zu zuwenden. In dieser Übung geht es darum, Gefühle bewusst wahrzunehmen und unsere Gefühle zu erforschen, wie in einem Labor. Wie ist die Qualität? Angenehm, unangenehm, leicht oder schwer? Wo spüre ich Gefühle in meinem Körper?

Wichtig ist, dass wir unsere Gefühle mit der notwendigen Distanz beobachten, d. h. uns nicht von ihnen vereinnahmen zu lassen.

Da es uns leichter fällt, angenehme Gefühle mit der nötigen inneren Distanz zu betrachten und wohlwollend anzunehmen, beginnen wir diese Übung mit der Vorstellung eines angenehmen Gefühls.

Vielleicht fällt dir in der Übung nicht sofort ein angenehmes Gefühl wie Freude, Liebe oder Glück ein, dann sei geduldig und warte, bis ein entsprechendes Gefühl auftaucht. Wenn du möchtest, kannst du dir auch eine Situation vorstellen, in der du nach langer Zeit einen dir nahestehenden Menschen wieder triffst.

Falls unangenehme Gefühle auftauchen, wende dich einfach dem Atem zu und beobachte ihn. So kannst du wieder zu deiner inneren Mitte finden und dich von deinen unangenehmen Gefühlen distanzieren.

Anleitung:

Setzte dich bequem und aufrecht hin, wo immer es dir gerade möglich ist. Wenn du möchtest, schließe die Augen und lenke deine Aufmerksamkeit nach innen auf deinen Körper. Spüre den Kontakt von deinen Füßen mit dem Boden, von deinem Gesäß mit der Sitzfläche und richte deinen Oberkörper entspannt auf. Nimm dir ein paar Momente Zeit, ganz in deinem Körper anzukommen und alle Körperempfindungen so wahrzunehmen, wie sie gerade im Moment sind. Nehme deinen Atem wahr, so wie er von ganz alleine ein- und ausströmt. Es gibt in diesem Augenblick nichts zu tun, einfach den Körper wahrnehmen und den Atem geschehen lassen.

Wenn du allmählich zur Ruhe gekommen bist, rufe dir eine Situation ins Gedächtnis, in der du dich emotional wohlgefühlt hast. Das kann eine angenehme Begegnung gewesen sein, über die du dich gefreut hast oder eine sonstige Situation, die vor deinem inneren Auge auftaucht.

Vielleicht fällt dir im Moment nicht sofort eine Situation ein, die mit angenehmen Gefühlen verbunden ist, dann verweile einfach einen Moment mit dem Atem und warte, bis eine entsprechende Situation auftaucht. Lass es geschehen, erzwinge nichts. Wenn du möchtest, kannst du dir auch eine Situation vorstellen, in der du nach langer Zeit einen geliebten Menschen wieder triffst.

Spüre in deinem Inneren, wie sich dieser Moment angefühlt hat – was für Gefühle sind vorhanden? Ist es Freude, Zufriedenheit, das Gefühl des Angenommenseins? Wie ist die Qualität der Gefühle? Wo im Körper kannst du die Gefühle empfinden? Bleibe in der Wahrnehmung dieses angenehmen Gefühls – wie fühlen sich angenehme Gefühle an?

Es kann sein, dass auch unangenehme Gefühle auftauchen. Dann kehre einfach wieder zum Atem zurück. Nehme die Einatmung und die Ausatmung wahr. Wenn du wieder ganz beim Atem angekommen bist, kehre wieder zu der Situation zurück, in der du dich emotional wohlgefühlt hast. Untersuche neugierig das Gefühl, welches mit dieser Situation verbunden ist. Welches Gefühl ist vorhanden? Vielleicht gibt es eine Körperstelle, an der du das Gefühl besonders empfindest. Bleibe bei der Wahrnehmung und Beobachtung dieses angenehmen Gefühls.

Nimm dir noch ein paar Momente Zeit, deine angenehmen Gefühle zu erforschen. Vielleicht ändern sich die Gefühle, werden stärker oder schwächer. Was auch immer passiert, beobachte und erforsche deine Gefühle neugierig, als ob du diese zum ersten Mal spürst.

Nach dem Ton der Glocke richte deine Aufmerksamkeit langsam wieder in den Raum, in dem du dich befindest. Spüre und – wenn du magst – bewege deinen Körper. Nehme ein paar tiefe Atemzüge und öffne deine Augen.

Gong

Diese Meditation soll dir helfen, deine Gefühle bewusst wahrzunehmen und besser kennenzulernen. Auch unsere Gefühle können wir mit Offenheit und Neugier wahrnehmen und erforschen. Wenn wir in der Lage sind, unsere Gefühle mit innerer Distanz zu beobachten, so wie wir es bei Körperempfindungen oder unserem Atem geübt haben, ist es uns möglich, eine innere Distanz zu unseren Gefühlen zu haben und uns von diesen nicht vereinnahmen zu lassen. Von angenehmen Gefühlen lassen wir uns gerne vereinnahmen und freuen uns, wenn wir ganz dieses Gefühl sind. Bei unangenehmen Gefühlen ist es genau das Gegenteil. Wir wollen sie nicht haben, und wenn sie auftreten, wollen wir sie am liebsten loswerden. Ziel dieser Übung ist es daher zu lernen, alle Gefühle mit einer inneren Distanz zu betrachten. Dann *sind* wir nicht mehr das Gefühl, sondern *haben* Gefühle, die kommen und gehen.

Suchtspezifische Achtsamkeitsübungen (nach Bowen et al. 2012)

Suchtdruck standhalten (»Wellenreiten«)

In der letzten Übung hast du gelernt, angenehme Gefühle wahrzunehmen und bewusst anzuschauen. In dieser Übung geht es darum, Suchtmittelverlangen und den Impuls Alkohol zu konsumieren, bewusst anzuschauen. Suchtmittelverlangen kann unsere ganze Aufmerksamkeit auf sich ziehen. Wir werden zu Gefangenen dieses Gefühls. Wir fühlen uns dem Impuls, Alkohol zu konsumieren, hilflos ausgeliefert. Die innere Distanz zu diesem Impuls geht verloren. Wir sehen die Welt nur noch durch die Brille des Suchtmittelverlangens. Unser innerer Frei-Raum, aus dem heraus Lösungen entstehen können, verengt sich dramatisch. Unsere Fähigkeit, bewusst zu handeln, ist nicht mehr vorhanden.

In dieser Meditation wollen wir lernen, Suchtmittelverlangen mit der notwendigen inneren Distanz zu betrachten, ohne uns von ihm vereinnahmen zu lassen. Wir sind nicht Gefangener von Suchtmittelverlangen, sondern können diesen Impuls beobachten. Möglicherweise verändert sich Suchtmittelverlangen im Verlauf der Übungspraxis.

Am Anfang der Übung bitten wir dich, dir eine unangenehme Situation, in der Suchtmittelverlangen entstehen könnte, vorzustellen. Wähle in dieser Übung nicht die unangenehmste Situation, an die du dich erinnerst. Auf einer Skala von 0–10 wähle eine Situation, die im Mittelbereich liegt, als bei 4 oder 5. Wenn du während der Übung bemerkst, dass du nicht mehr in der Lage bist, die Situation und die damit verbundenen Gefühle und Impulse mit der notwendigen Distanz anzuschauen, sondern du dich hilflos ausgeliefert fühlst, so richte deine Aufmerksamkeit wieder auf den Atem und verweile solange beim Atem, bis du wieder deine innere Mitte gefunden hast. Falls du dich auch bei dem Fokus auf den Atem nicht ausreichend von der unangenehmen Situation und dem damit verbundenen Suchtmittelverlangen distanzieren kannst, kannst du jederzeit die Übung beenden und ein paar Schritte im Raum umhergehen.

Anleitung:

Setze dich bequem und aufrecht hin, wo immer es dir gerade möglich ist. Wenn du möchtest, schließe die Augen und lenke deine Aufmerksamkeit nach innen auf deinen Körper. Spüre den Kontakt von deinen Füßen mit dem Boden, von deinem Gesäß mit der Sitzfläche und richte deinen Oberkörper entspannt auf. Nimm dir ein paar Momente Zeit, ganz in deinem Körper anzukommen und alle Körperempfindungen so wahrzunehmen, wie sie gerade im Moment sind. Nehme deinen Atem wahr, so wie er von ganz alleine ein- und ausströmt. Es gibt in diesem Augenblick nichts zu tun, einfach den Körper und den Atem wahrnehmen.

Versuche dir jetzt eine unangenehme Situation vorzustellen, in der du den Impuls hast, ein Suchtmittel zu konsumieren. Versuche nicht, aktiv in das Geschehen einzugreifen, sondern versuche, dir diese Situation so gut es geht und so wohlwollend und freundlich wie möglich mit all den auftauchenden Gefühlen und Impulsen vorzustellen.

Wahrscheinlich ist es eine Situation, in der du dich emotional unwohl gefühlt hast und Suchtmittelverlangen aufgetreten ist. Dies kann eine Situation sein, in der du dich hilflos gefühlt hast oder dich über jemanden geärgert hast. Oder eine Situation, in der du von dir enttäuscht warst und dich über dich selbst geärgert hast. Vielleicht ist diese Situation an einem bestimmten Ort oder mit bestimmten Personen verbunden.

Wenn eine derartige Situation auftaucht, halte zunächst inne und treffe die bewusste Entscheidung, diese Situation anzuschauen und der Versuchung zu wiederstehen, Suchtmittelimpulsen zu folgen. Denke daran, dass es darum geht, die Gefühle und damit verbundenen Impulse wahrzunehmen, ohne diesen folgen zu müssen und Suchtmittel zu konsumieren.

Bleibe bei der Wahrnehmung dieser unangenehmen Situation. Versuche, dir diese Situation so lebhaft wie möglich vorzustellen. Stelle dir die Einzelheiten der Situation so genau wie möglich vor, die zu Suchtverlangen oder Handlungsimpulsen geführt haben. Und gehe jetzt genau zu dem Punkt in dieser Situation, der Suchtmittelverlangen auslöst. Halte dort inne und versuche, nicht dem Suchtverhalten zu verfallen oder dagegen anzukämpfen. Versuche stattdessen, die Situation neugierig und wohlwollend zu erkunden. Nehme alle Gefühle wahr, die auftauchen. Welche Gedanken sind damit verbunden? Und wo im Körper kannst du dieses Gefühl wahrnehmen? Wie genau fühlt sich dein Körper an? Ist das Anspannung, Druck oder Herzklopfen...? Bleibe so gut es geht bei diesem Gefühl und beobachte dieses Gefühl und deine Empfindungen im Körper. Verändern sich die Empfindungen, wenn du ganz bei dem Gefühl und der Empfindung bleibst? Oder bleiben sie gleich? Schaue ob es dir gelingt, dieses unangenehme Gefühl genau und mit der nötigen Distanz zu betrachten. Versuche es nicht zu verändern. Lasse zu, was im Moment passiert oder auch nicht… Möglicherweise lässt das Gefühl oder die Anspannung etwas nach… Was auch immer geschieht, lasse es zu und versuche bei dieser Erfahrung zu bleiben.

Wenn das Gefühl dich vereinnahmt und du nicht mehr in der Lage bist, dieses Gefühl mit der notwendigen Distanz zu beobachten, dann kehre wieder zum Atem zurück. Nehme die Einatmung und die Ausatmung wahr. Wenn du deine innere Mitte wiedergefunden hast, kannst du dir die Situation mit den unangenehmen Gefühlen erneut vorstellen.

Vielleicht gelingt es dir jetzt, mit der nötigen inneren Distanz, Neugierde und Freundlichkeit bei dem Gefühl und den damit verbundenen Handlungsimpulsen zu bleiben. Spüre genau, wie es sich anfühlt, einen Handlungsimpuls zu spüren, diesem aber nicht nachzugehen. Was geschieht, wenn ich meinem Handlungsimpuls nicht folge. Vielleicht entdecke ich einen Wunsch oder eine Sehnsucht, der hinter meinen Impulsen verborgen ist. Vielleicht gibt es Ärger, Furcht oder auch das Gefühl, ganz alleine zu sein. Was brauche ich wirklich? Versuche das Unbehagen, welches dem Suchtmittelverlangen zugrunde liegt, genau zu erkunden.

Und jetzt möchten wir dich einladen, dir vorzustellen, dass der Impuls, konsumieren zu müssen, wie eine Welle im Ozean ist, die manchmal größer wird, manchmal auch kleiner und am Strand verschwindet. Stelle dir vor, du kannst auf dieser Welle reiten. Deine Aufgabe ist es, auf dieser Welle zu bleiben, wenn sie größer wird und wenn sie wieder abflacht und natürlich ausläuft wie jede Welle. Stelle dir vor, du reitest auf dieser Welle ohne dagegen anzukämpfen. Beobachte neugierig wie Suchtmittelverlangen und der Impuls zu konsumieren wie eine Welle größer werden und wieder auslaufen, ohne dass wir etwas dagegen unternehmen müssen. Wie Wellen im Ozean steigt Suchtmittelverlangen an, fällt ab und läuft letztendlich ganz natürlich aus. Nehme jetzt bewusst wahr, wie du bei und mit dieser Welle bleiben kannst, ohne reagieren zu müssen. Akzeptiere und beobachte deine Impulse, ohne diesen nachzugeben, darauf zu reagieren oder diese gar verhindern zu wollen.

Zum Abschluss der Übung kehren wir mit unserer Aufmerksamkeit wieder zum Atem zurück und lösen uns von der vorgestellten Situation.

Nach dem Ton der Glocke richte deine Aufmerksamkeit langsam wieder in den Raum in dem du dich befindest. Spüre und – wenn du magst – bewege deinen Körper. Nehme ein paar tiefe Atemzüge und öffne deine Augen.

Gong

Diese Übung kann dir helfen, Suchtmittelverlangen und Impulse, erneut konsumieren zu müssen, besser wahrzunehmen zu können und nicht vermeiden zu müssen. Dies ist eine wichtige Voraussetzung, um mit schwierigen Situationen und damit verbundenen Handlungsimpulsen und Suchtmittelverlangen besser umgehen zu können und nicht Gefangener dieser Impulse zu sein. Wenn es uns gelingt, Suchtmittelimpulse zu betrachten, haben wir eher die Möglichkeit, uns von diesen zu distanzieren und ihnen nicht folgen zu müssen (modifzierte Fassung nach Bowen et al. 2012).

Innere Stabilität finden

In der letzten Übung haben wir uns mit Suchtmittelverlangen beschäftigt. Dieser von uns meist als unangenehm empfundene Zustand führt häufig zu einer inneren Verunsicherung und Destabilisierung.

In dieser Übung wollen wir uns Möglichkeiten zuwenden, unser Fundament zu stärken und neue Stabilität zu gewinnen. Ein Ausdruck von Standhaftigkeit und Stabilität in der Natur sind Berge. Sie sind in der Erde verankert und behalten ihre Stabilität unabhängig von Wind, Regen oder Stürmen. Auch wir haben Qualitäten eines Berges. Auch wir können fest verankert in unserem Körper sein und unseren Gedanken und Gefühle standhalten, die wie Stürme, Regen oder Unwetter sein können. Unser Körper und unser innerer Kern können wie ein Berg sein, fest verankert und verwurzelt.

Um diese Qualität der Stabilität und inneren Verankerung zu spüren und zu festigen, werden wir in der dieser Übung lernen, die Qualitäten eines Berges in uns aufzunehmen.

Anleitung:

Setzte dich bequem und aufrecht hin, wo immer es gerade möglich ist. Wenn du möchtest, schließe die Augen und richte deine Aufmerksamkeit nach innen auf deinen Körper. Spüre den Kontakt mit dem Boden, mit der Sitzfläche und richte deinen Oberkörper entspannt auf. Nimm für ein paar Momente deinen Atem wahr, so wie er im Moment ist. Spüre die Bewegung des Atems in deinem Körper.

Und jetzt lade ich dich ein, dir einen Berg vorzustellen, den du dir frei auswählen kannst. Es kann ein Berg sein, den du bereits kennst oder ein Berg, von dem du ein Bild gesehen hast. Wenn der Berg vor deinem inneren Auge entstanden ist, schaue ihn dir genau an. Von seinem Fundament, seiner Verankerung in der Erde bis zur Spitze. Betrachte die Konturen. Vielleicht gibt es Wälder, Täler, Bäche oder auf freie Wiesen. Lass den Berg mit all seinen Konturen genau vor deinem inneren Auge entstehen.

Und jetzt stelle dir den Berg zu unterschiedlichen Tageszeiten vor. Am frühen Morgen, in der Mittagszeit, am Abend oder auch in der Nacht. Wenn es möglich ist stelle dir den Berg auch zu unterschiedlichen Jahreszeiten vor. Im Sommer, wenn die Sonne scheint, oder im Herbst, wenn es regnet, vielleicht auch stürmt. Im Winter, wenn es kalt ist und vielleicht Schnee liegt und im Frühjahr, wenn die Bäume blühen und alles wieder zum Leben erwacht.

Und jetzt möchte ich dich einladen, in deiner Vorstellung selbst zu diesem Berg zu werden. Schaue welche Qualitäten des Berges du in dir aufnehmen kannst. Kannst du die Verankerung in dir spüren, gelingt es dir deine innere Aufrichtung bis zur Kopfspitze wahrzunehmen.

Wie ist deine Grundstimmung? Sommerlich grün mit Sonnenschein oder eher wolkenverhangen, verschneit oder regnerisch, vielleicht sogar begleitet von Suchtmittelverlangen? Wie auch immer es dir geht, kehre zu der Verankerung des Berges in der Erde und zu seiner immer vorhandenen Aufrichtung zurück. Stelle dir vor, dass auch du diese Qualitäten unabhängig davon wie es dir geht oder ob Suchtmittelverlangen vorhanden ist, in dir trägst. Spüre die Stabilität und die Festigkeit des Berges in dir unabhängig vom Wetter, Jahreszeit, Stimmung oder Suchtmittelverlangen. Nehme die Stabilität und Festigkeit so gut es geht für die nächsten Momente in dir auf und mache diese Eigenschaften dir zu Eigen.

Zum Abschluss der Übung richte deine Aufmerksamkeit nochmals ganz auf deinen Körper. Von den Füßen bis zum Kopf. Und spüre nochmals deine innere Stabilität und Verankerung.

Nach dem Ton der Glocke richte deine Aufmerksamkeit langsam wieder in den Raum, in dem du dich befindest. Spüre und – wenn du magst – bewege deinen Körper. Nehme ein paar tiefe Atemzüge und öffne deine Augen.

Gong

Diese Übung soll dir dabei helfen, ein Gefühl der inneren Stabilität und Gelassenheit zu erfahren. Wenn du häufig mit Suchtmittelverlangen konfrontiert bist, kann dir diese Übung helfen, dich innerlich zu verankern und ein Gefühl der Stärke und Würde zu erleben. Wenn du Schwierigkeiten mit dem Bild des Berges hast, kannst du in dieser Übung auch auf das Bild eines Berges verzichten und dir die Eigenschaften von Stabilität, Würde und Stärke so verinnerlichen, wie es für dich passt. Vielleicht gibt es in dir ein Bild, welches du mit diesen Eigenschaften verbindest, dann verwende es. Das kann ein Wesen, ein Tier oder auch ein Mensch, sein, welches für dich diese Eigenschaften verkörpert. Entscheidend ist es, die Qualität der Eigenschaften in sich aufzunehmen und für sich selbst zu erleben.

Suchtmittelverlangen im Alltag erkennen (»Nüchtern-Atmen«)

Suchtmittelverlangen im Alltag frühzeitig zu erkennen, ist eine zentrale Herausforderung im Umgang mit Suchterkrankungen. Daher wollen wir mit dieser Übung die Fähigkeit stärken, frühzeitig im Alltag Suchtmittelverlangen wahrzunehmen und einen neuen Umgang damit zu finden. Da es sich bei dieser Übung um eine einfache und kurze, wenige Minuten dauernde Übung handelt, kann sie jederzeit durchgeführt werden. Am Arbeitsplatz, beim Warten im Supermarkt oder im häuslichen Umfeld ist diese Übung anwendbar. Besonders hilfreich ist diese Übung in Stresssituationen, die zu Suchtmittelverlangen führen können, da sie hilft, schädliche und hilfreiche Reaktionsweisen auf Suchtmittelverlangen zu identifizieren. Durch die Übung gelingt es, aus dem Autopilotenmodus auszusteigen und eine achtsame Haltung einzunehmen, die es ermöglicht, neue Perspektiven und Verhaltensalternativen zu entwickeln und freier entscheiden zu können, was in der aktuellen Situation erforderlich ist und wie du am besten für dich sorgen kannst.

Die Übung selbst ist in drei Schritte aufgeteilt. Beim ersten Schritt geht es darum, innezuhalten, aus dem Autopilotenmodus auszusteigen, und bewusst wahrzunehmen, wie es dir im Moment geht. Was geht dir durch den Kopf, wie fühlst du dich und wie fühlt sich dein Körper an? Anschließend richtest du in Schritt zwei deine Aufmerksamkeit ganz auf deinen Atem. Dein einziger Fokus ist in diesem Moment dein Atem, der dir hilft, aus Gedankenspiralen auszusteigen und dich innerlich zu verankern. Im dritten und letzten Schritt geht es darum, deine Aufmerksamkeit wieder zu öffnen und bewusst wahrzunehmen, welche Verhaltensalternativen zum Suchtmittelkonsum in der aktuellen Situation vorhanden sind. Entscheidend dabei ist, dass du dir darüber bewusstwirst, dass du jetzt die Freiheit hast zu entscheiden, ob du dem Impuls, ein Suchtmittel zu konsumieren, folgen möchtest oder dich für eine Alternative entscheidest.

Anleitung:

Halte jetzt inne, wo auch immer du bist, ob im Stehen oder Sitzen, und werde dir all deiner Körperempfindungen, Gedanken und Gefühle bewusst, die du im Moment erlebst. Nehme alles so wahr, wie es ist, und versuche es so zu lassen, wie es ist. Was fühle ich im

Moment, welche Gedanken gehen mir durch den Kopf, welche Körperempfindungen sind im Moment vorhanden? Gibt es Unbehagen, Anspannungen? Wo spüre ich diese im Körper? Gibt es Impulse, Suchtmittel zu konsumieren? Sind diese mit Wünschen, Sorgen oder anderen »inneren Antreibern« verbunden? Nehme alles wahr, so wie es im Moment ist, das ist gerade mein Zustand.

Als nächsten Schritt lenke deine Aufmerksamkeit ganz auf deinen Atem. Nehme wahr, wie der Atem von ganz alleine in unseren Körper einströmt und ausströmt und unseren Bauch- und Brustraum bewegt. Verweile ein paar Momente ganz bei deinem Atem.

Wenn du mit deiner Aufmerksamkeit ganz bei deinem Atem angekommen bist, dehne deine Aufmerksamkeit wieder auf alles aus, was du im Moment erlebst. Welche Körperempfindungen sind jetzt vorhanden, welche Gefühle spüre ich im Moment, welche Gedanken gehen mir gerade jetzt durch den Kopf? Spüre deinen Körper als Ganzes und verweile in diesem offenen Gewahrsein, welches alles einschließt, was auftritt. Möglicherweise entdeckst du jetzt neue Frei-Räume und neue Handlungsmöglichkeiten. Mache dir bewusst, was für dich in dieser Situation hilfreich ist und welche Möglichkeiten du hast, auf die Situation zu reagieren. Möglicherweise sind immer noch Impulse vorhanden, Suchtmittel zu konsumieren. Nehme auch diese wie die Verhaltensalternativen wahr und sei dir bewusst, dass es an dir liegt, zu entscheiden, wie du dich verhalten möchtest. In dieser offenen und gelassenen Grundhaltung kannst du entscheiden, wie du am besten für dich sorgen kannst und wie du reagieren möchtest.

Nach dem Ton der Glocke richte deine Aufmerksamkeit langsam wieder in den Raum, in dem du dich befindest. Spüre und – wenn du magst – bewege deinen Körper. Nehme ein paar tiefe Atemzüge und öffne deine Augen.

Gong

Diese Übung soll dir dabei helfen, im Alltag bewusst mit Suchtmittelverlangen umzugehen. Du lernst aus dem Autopilotenmodus, der üblicherweise Suchtmittelverlangen zugrunde liegt, auszusteigen, dich innerlich zu verankern sowie eine bewusste und achtsame Grundhaltung einzunehmen. Aus dieser Grundhaltung heraus wird es dir möglich sein, im Alltag neue Perspektiven und alternative Verhaltensstrategien zum Suchtmittelkonsum zu entwickeln. Du entscheidest, wie du am besten für dich sorgen kannst und reagieren möchtest. Du bist nicht mehr Gefangener deiner Erkrankung, d. h. du lernst bewusst, mit Suchtdruck und zugrundeliegenden Bedürfnissen umzugehen. Entscheidend bei dieser Kurzübung ist eine regelmäßige Übungspraxis. Nur durch eine regelmäßige Übungspraxis wird der Wechsel vom Autopilotenmodus in eine bewusste und achtsame Grundhaltung innerlich »verankert« (nach Bowen et al. 2012).

Selbstmitgefühl-Übungen (nach Neff 2014)

In den letzten Übungen hast du gelernt, achtsam deinen Körper, deine Gedanken, Gefühle und Suchtmittelverlangen wahrzunehmen. Die folgenden Selbstmitgefühl-Übungen fördern die Fähigkeit, sich selbst anzunehmen und freundlich zu sich selbst zu sein. Gerade bei Suchterkrankungen kommt es häufig zu einem »unfreundlichen« Umgang mit der eigenen Erkrankung und sich selbst. Vorwürfe, Schuldgefühle, teilweise auch eine Ablehnung gegenüber der eigenen Person kennzeichnen häufig den Umgang mit dieser Erkrankung. Diese vom inneren Kritiker geprägte Grundhaltung erschwert den Gesundungsprozess und einen offenen Umgang mit Rückfällen. Daher ist eine freundliche, annehmende und wohlwollende Grundhaltung gegenüber der eigenen Erkrankung und gegenüber sich selbst ein wichtiger Faktor für unsere seelische Gesundheit. Durch die praktischen Übungen von Selbstmitgefühl wird diese offene, sich selbst gegenüber wohlwollende und freundliche Grundhaltung von Selbstmitgefühl ermöglicht und gefördert.

Liebevolle Güte

In dieser Übung werden wir uns selbst mit einem tiefen Gefühl der Freundlichkeit und des Mitgefühls begegnen und erfüllen. Du erfährst eine Qualität von Sanftheit und Güte dir selbst gegenüber, die in unserem Alltag geprägt von Leistungserwartungen und Kritik nicht selbstverständlich ist.

Anleitung:

Setzte dich bequem und aufrecht hin, wo immer es dir gerade möglich ist. Wenn du möchtest, schließe die Augen und richte deine Aufmerksamkeit nach innen auf deinen Körper. Spüre den Kontakt von deinen Füßen mit dem Boden, von deinem Gesäß mit der Sitzfläche und richte deine Oberkörper entspannt auf. Nimm dir ein paar Momente Zeit, ganz in deinem Körper anzukommen und alle Körperempfindungen so wahrzunehmen, wie sie gerade im Moment sind. Nehme deinen Atem wahr, so wie er von ganz alleine ein- und ausströmt. Es gibt in diesem Augenblick nichts zu tun, einfach deinen Körper wahrnehmen und den Atem geschehen lassen.

Nun lege beide Hände sanft auf dein Herz oder eine Stelle am Körper, die für dich angenehm ist. Stelle dir vor, dass du dir selbst die Qualität von Freundlichkeit, Güte und Mitgefühl entgegenbringst, so wie du es einem geliebten Wesen oder Tier, einem geliebten Menschen oder einem Kind, das du in deinen Armen hältst, entgegenbringst. So wie wir ein geliebtes Wesen oder einen geliebten Menschen umarmen, so können wir uns auch selbst umarmen. So wie wir ein geliebtes Wesen oder einen geliebten Menschen annehmen, so können wir uns auch selbst annehmen.

Vielleicht spürst du nichts oder das Gegenteil von Freundlichkeit und Güte, auch das ist in Ordnung. Bleibe bei der Erfahrung so wie sie ist und bleibe bei der Absicht freundlich und sanft mit dir umzugehen.

Nehme nochmals ganz bewusst deine Hände auf deinem Herzen wahr, oder lege die Hände noch einmal aufs Herz und verbinde dich mit dieser Empfindung.

Und jetzt möchte ich dich einladen, dir selbst zu danken für den Umstand, dass du dir diese Minuten geschenkt hast, um dir selbst mit Sanftheit und Güte zu begegnen. Nach dem Ton der Glocke richte deine Aufmerksamkeit langsam wieder in den Raum in dem du dich befindest. Spüre und – wenn du magst – bewege deinen Körper. Nehme ein paar tiefe Atemzüge und öffne deine Augen.

Gong

Diese Übung soll dir dabei helfen, ein Gefühl der Freundlichkeit, Güte und des Wohlwollens gegenüber dir selbst zu entwickeln. Sich selbst anzunehmen, so wie wir ein geliebtes Wesen, einen geliebten erwachsenen Menschen oder ein Baby annehmen, ist nicht einfach. »Liebe deinen nächsten« ist uns vertraut, »wie dich selbst« klingt für viele wie ein Fremdwort. Sich selbst annehmen, akzeptieren und lieben zu können ist möglich, bedarf für viele von uns jedoch einer Übungspraxis. Achtsamkeit und Mitgefühl sind wie zwei Flügel eines Vogels. Nur mit beiden Flügeln kann es uns gut gehen und können wir seelisch gesunden.

»Sich selbst annehmen«

Du hast in der letzten Übung die Qualität von Freundlichkeit, Sanftmut und Güte erfahren. In dieser Übung lernst du, dich selbst auch in schwierigen Situationen anzunehmen, in denen wir emotionalen Schmerz erfahren, uns verurteilen oder einfach in Stress sind. Zu Beginn der Übung werden wir dich einladen, dir eine Situation vorzustellen, die du als belastend erlebt hast, vielleicht sogar Suchtmittelverlangen gespürt hast. Durch die Qualität von Selbstmitgefühl wirst du lernen, dich selbst und deine Seiten anzunehmen, die Leiden verursachen und die du bisher eher abgelehnt hast. Gerade Suchterkrankungen und damit verbundenes Suchtmittelverlangen gehören häufig zu Seiten in unserem Leben, die wir ablehnen und gegen die wir ankämpfen. Dieser Umgang mit Leiden führt meist zu noch mehr Leiden.

Anleitung:

Setze dich bequem und aufrecht hin, wo immer es gerade möglich ist. Wenn du möchtest, schließe die Augen und richte deine Aufmerksamkeit nach innen auf deinen Körper. Spüre den Kontakt mit dem Boden, mit der Sitzfläche und richte deinen Oberkörper entspannt auf. Nimm für ein paar Momente deinen Atem wahr, so wie er im Moment ist. Spüre die Bewegung des Atems in deinem Körper.

Wenn du ganz mit deinem Atem verbunden bist, denke bitte an eine Situation, die nicht allzu schwer oder belastend ist und die dich nicht überfordert. Vergegenwärtige dir jetzt nochmal, was geschehen ist, warum dich diese Situation belastet hat.

Wenn du möchtest, kannst du auch eine Situation wählen, die mit deiner Suchterkrankung in Verbindung steht oder die Suchterkrankung selbst. Nehme jetzt wahr, wie sich dein Körper anfühlt, wenn du an diese Situation oder deine Erkrankung denkst.

Vergegenwärtige dir jetzt, dass diese Situation oder deine Suchterkrankung ein Moment des Leidens ist. Anerkenne, dass es schmerzhaft oder schwierig ist. Erinnere dich daran, dass Leiden und Krankheiten zum Menschsein dazugehört, Teil des Alltags von anderen und von dir sind. Anderen Menschen geht es auch so, du bist nicht allein mit deinem Leiden, alle Menschen erleben schwierige Zeiten im Leben.

Lege nun beide Hände auf das Herz oder eine andere Körperstelle, die dich beruhigt. Spüre die Wärme der Berührung deiner Hände.

Möge ich freundlich zu mir sein. Möge ich freundlich zu mir sein, weil ich gerade leide.

Oder finde einen Satz, der zu deiner Situation passt. Was würdest du gerne hören, was würde dich trösten oder ermutigen? Vielleicht helfen dir Sätze wie:

Möge ich stark sein, oder *möge ich sicher und geborgen sein* oder *möge ich mich und meine Erkrankung so annehmen, wie ich bin,* oder *möge ich einen anderen Umgang mit mir und meiner Erkrankung finden.*

Und wenn es schwerfällt, die richtigen Sätze zu finden, kann es hilfreich sein zu überlegen, was du einem guten Freund sagen würdest, der auch gerade dieses Problem hat. Vielleicht kannst du dir selbst diese unterstützenden Worte schenken.

Wiederhole sanft und langsam:

Dies ist ein Moment des Leidens, Leiden gehört zum Menschsein dazu, alle erfahren Leiden.
Möge ich freundlich zu mir sein.

Nach dem Ton der Glocke richte deine Aufmerksamkeit langsam wieder in den Raum, in dem du dich befindest. Spüre und – wenn du magst – bewege deinen Körper. Nehme ein paar tiefe Atemzüge und öffne deine Augen.

Gong

Diese Übung soll dir dabei helfen, dich selbst und deine Suchterkrankung liebevoll und gütig anzunehmen. Leiden und Krankheiten gehören zum menschlichen Dasein und verbinden uns.

»Sich selbst vergeben«

In den letzten Übungen hast du gelernt, dich selbst und deine Erkrankung anzunehmen. In dieser Übung geht es darum, dir selbst zu vergeben. Meistens können wir anderen vergeben, aber es ist genauso wichtig, uns selbst zu vergeben. Gerade bei Suchterkrankungen haben wir andere Menschen enttäuscht und Leid zugefügt. Wir können uns selbst vergeben für das Leid, das wir anderen Menschen zugefügt haben.

In der Übung werden wir dich einladen, dich an eine Situation zu erinnern, in der du einen anderen Menschen enttäuscht oder verletzt hast. Und wir werden dir einen Weg zeigen, wie du dir selbst vergeben und mit der Situation Frieden schließen kannst.

Anleitung:

Setzte dich bequem und aufrecht hin, wo immer es gerade möglich ist. Wenn du möchtest, schließe die Augen und richte deine Aufmerksamkeit nach innen auf deinen Körper. Spüre den Kontakt mit dem Boden, mit der Sitzfläche und richte deinen Oberkörper entspannt auf. Nimm für ein paar Momente deinen Atem wahr, so wie er im Moment ist. Spüre die Bewegung des Atems in deinem Körper.

Wenn du ganz mit deinem Atem verbunden bist, versuche dir eine Situation vorzustellen, in der du andere enttäuscht oder verletzt hast. Denken an das, was geschehen ist und wie die Situation war. Vielleicht hast du durch deine Suchterkrankung andere verletzt oder auch durch das Abstreiten deiner Erkrankung.

Welches Handeln bereust du heute und wünschst dir, du hättest es nie getan? Wahrscheinlich werden schmerzvolle Gefühle in dir hervorgerufen, aber versuche dennoch, die Situation zu vergegenwärtigen. Achte darauf, ob sich Gefühle von Schuld oder Scham zeigen. In solchen Situationen sind diese Gefühle ganz natürlich.

Manchmal kann es helfen, diese Gefühle von Schuld und Scham im Körper zu lokalisieren. Wenn du möchtest, lege deine Hände auf dein Herz oder auf die Stelle im Körper, wo sich diese Schuld oder dieses Schamgefühl zeigen. Dabei kannst du anerkennen, dass Fehler vollkommen menschlich sind. Wir alle machen Fehler und verletzten dabei manchmal andere. Manchmal sind es kleine Verletzungen, manchmal große. Das ist natürlich und Teil des menschlichen Lebens.

Nehme dir etwas Zeit und denke über die Ursachen und Umstände nach, die zu einem solchen Verhalten geführt haben. Es könnten Teile deiner Persönlichkeit oder auch Teile deiner Erkrankung sein, die dich in dieser Situation so handeln ließen. Aber durch welche Umstände und Bedingungen hast du deine Persönlichkeit oder deine

Krankheit entwickelt? Du konntest dir deine Persönlichkeit oder Erkrankung nicht aussuchen. Hast du dich für deine Krankheit entschieden? Wir möchten dich jetzt einladen, dir selbst für das zu vergeben, was geschehen ist. Dies bedeutet nicht, Verantwortung vermeiden oder Schuld von sich weisen zu wollen. Wir können Mitgefühl für das empfinden, was geschehen ist, auch für die Tatsache, dass wir alle unvollkommen sind.

Wenn du möchtest, wiederhole innerlich folgende Sätze:

Möge ich mir selbst vergeben für das, mit dem ich anderen willentlich oder unwillentlich geschadet habe.
Möge ich mir selbst vergeben für das, mit dem ich anderen willentlich oder unwillentlich geschadet habe.
Möge ich mir selbst vergeben für das, mit dem ich anderen willentlich oder unwillentlich geschadet habe.

Oder wenn dir diese Worte schwerfallen, versuche zu sagen:

Möge ich beginnen, mir selbst zu vergeben.
Möge ich beginnen, mir selbst zu vergeben.
Möge ich beginnen, mir selbst zu vergeben.

Wenn sich Gefühle zeigen, lasse sie zu und verweile mit diesen Gefühlen in einer Haltung des tiefen Mitgefühls.
Nach dem Ton der Glocke richte deine Aufmerksamkeit langsam wieder in den Raum in dem du dich befindest. Spüre und – wenn du magst – bewege deinen Körper. Nehme ein paar tiefe Atemzüge und öffne deine Augen.

Gong

Diese Übung soll dir dabei helfen, dir selbst zu vergeben und Frieden mit dir selbst und deiner Vergangenheit zu schließen. Möglicherweise gibt es Enttäuschungen oder Verletzungen, die du anderen Menschen oder auch dir selbst zugefügt hast. Möglicherweise sind damit auch Schuld oder Schamgefühle verbunden. Um frei und in Frieden leben zu können, ist es wichtig, sich selbst zu vergeben und Frieden mit seiner Geschichte, auch seiner Suchterkrankung zu schließen.

Literatur

Adams, C. E., Cano, M. A., Heppner, W. L., Stewart, D. W., Correa-Fernández, V., Vidrine, J. I., Li, Y., Cinciripini, P.M., Ahluwalia, J.S., Wetter, D. W. (2015). Testing a moderated mediation model of mindfulness, psychosocial stress, and alcohol use among African American smokers. Mindfulness, 6(2), 315-325.

Alsubaie, M., Abbott, R., Dunn, B., Dickens, C., Keil, T., Henley, W., & Kuyken, W. (2017). Mechanisms of action in mindfulness-based cognitive therapy (MBCT) and mindfulness-based stress reduction (MBSR) in people with physical and/or psychological conditions: A systematic review. Clinical Psychology Review.

Analayo, B. (2009). Der direkte Weg - Satipatthana. Stammbach: Beyerlein und Steinschulte.

Anheyer, D., Haller, H., Barth, J., Lauche, R., Dobos, G., & Cramer, H. (2017). Mindfulness-Based Stress Reduction for Treating Low Back Pain A Systematic Review and Meta-analysis. Annals of Internal Medicine, 1-9.

Baer, R. A. (Ed.). (2015). Mindfulness-based treatment approaches: Clinician's guide to evidence base and applications. Academic Press.

Bartley, T. (2016). Mindfulness: A Kindly Approach to Being with Cancer. John Wiley & Sons.

Beck, A., Schlagenhauf, F., Wüstenberg, T., Hein, J., Kienast, T., Kahnt, T., Schmack, K., Hägele, C., Knutson, B., Heinz, A. & Wrase, J. (2009). Ventral striatal activation during reward anticipation correlates with impulsivity in alcoholics. Biological Psychiatry. 66, 734-742.

Berk, L., van Boxtel, M., & van Os, J. (2017). Can mindfulness-based interventions influence cognitive functioning in older adults? A review and considerations for future research. Aging & mental health, 1-8.

Biegel, G. M., Brown, K. W., Shapiro, S. L., & Schubert, C. M. (2009). Mindfulness-based stress reduction for the treatment of adolescent psychiatric outpatients: A randomized clinical trial. Journal of consulting and clinical psychology, 77(5), 855.

Bishop, S. R., Lau, M., Shapiro, S., Carlson, L. E., Anderson, N. D., Carmody, J., Segal, Z. V., Abbey, S., Speca, M., Velting, D. & Devins, G. (2004). Mindfulness: A proposed operational definition. Clinical Psychology: Science and Practice, 11, 230-241.

Blume, A. W., & Marlatt, G. A. (2009). The role of executive cognitive functions in changing substance use: what we know and what we need to know. Annals of Behavioral Medicine, 37(2), 117-125.

Bohus, M. (2012). Achtsamkeitsbasierte Psychotherapie. Der Nervenarzt, 83(11), 1479-1489.

Bohus, M. & Wolf-Arehult, M. (2013). Interaktives Skillstraining für Borderline-Patienten: Das Therapiemanual. 2. Auflage. Stuttgart: Schattauer Verlag.

Bolton, J. M., Robinson, J., & Sareen, J. (2009). Self-medication of mood disorders with alcohol and drugs in the National Epidemiologic Survey on Alcohol and Related Conditions. Journal of affective disorders, 115(3), 367-375.

Bornovalova, M.A., Hicks, B.M., Iacono, W.G. & McGue, M. (2012). Longitudinal Twin Study of Borderline Personality Disorder Traits and Substance Use in Adolescence: Developmental Change, Reciprocal Effects, and Genetic and Environmental Influences. Personal Disord. 2013 Jan;4(1):23-32.

Botha, E., Gwin, T., & Purpora, C. (2015). The effectiveness of mindfulness based programs in reducing stress experienced by nurses in adult hospital settings: a systematic review of quantitative evidence protocol. JBI database of systematic reviews and implementation reports, 13(10), 21-29.

Bowen, S., Chawla, N., & Marlatt, G. (2011). Mindfulness-based relapse prevention for addictive behaviors: A clinician's guide. New York, NY US: Guilford Press.

Bowen, S., Chawla, N., & Marlatt, G. A. (2012). Achtsamkeitsbasierte Rückfallprävention bei Substanzabhängigkeit: Das MBRP-Programm. Mit Online-Materialien. Beltz.

Bowen, S., Chawla, N., Collins, S. E., Witkiewitz, K., Hsu, S., Grow, J., Clifasefi, S., Garner, M., Douglass, A., Larimer, M. E. & Marlatt, A. (2009). Mindfulness-based relapse prevention for substance use disorders: A pilot efficacy trial. Substance Abuse, 30(4), 295-305.

Bowen, S., & Kurz, A. S. (2012). Between-session practice and therapeutic alliance as predictors of mindfulness after mindfulness-based relapse prevention. Journal of clinical psychology, 68(3), 236-245.

Bowen, S., Somohano, V. C., Rutkie, R. E., Manuel, J. A., & Rehder, K. L. (2017). Mindfulness-Based Relapse Prevention for Methadone Maintenance: A Feasibility Trial. The Journal of Alternative and Complementary Medicine Jul;23(7):541-544.

Bowen, S., & Vieten, C. (2012). A compassionate approach to the treatment of addictive behaviors: The contributions of Alan Marlatt to the field of mindfulness-based interventions. Addiction Research & Theory, 20(3), 243-249.

Bowen, S., Witkiewitz, K., Clifasefi, S. L., Grow, J., Chawla, N., Hsu, S. H., ... & Larimer, M. E. (2014). Relative efficacy of mindfulness-based relapse prevention, standard relapse prevention, and treatment as usual for substance use disorders: a randomized clinical trial. JAMA psychiatry, 71(5), 547-556.

Brähler, C. (2015) Selbstmitgefühl entwickeln. Liebevoller werden mit sich selbst. Scorpio-Verlag

Brewer, J. A., Elwafi, H. M., & Davis, J. H. (2013). Craving to quit: Psychological models and neurobiological mechanisms of mindfulness training as treatment for addictions. Psychology of Addictive Behaviors, 27(2), 366.

Brewer, J. A., Mallik, S., Babuscio, T. A., Nich, C., Johnson, H. E., Deleone, C. M., Minnix-Cotton C.A, Byrne S.A, Kober H, Weinstein A.J & Carroll, K. M. (2011). Mindfulness training for smoking cessation: results from a randomized controlled trial. Drug and alcohol dependence, 119(1), 72-80.

Brewer, J., Sinha, R., Chen, J. A., Michalsen, R. N., Babuscio, T. A., Nich, C., Girer, A., Bergquist, K. L., Reis, A., Potenza, M. N., Carroll, K. M. & Rounsaville, B. J. (2009). Mindfulness training and stress reactivity in substance abuse: Results from a randomized, controlled stage I pilot study. Substance Abuse, 30, 306–317.

Brooks, M., Kay-Lambkin, F., Bowman, J., & Childs, S. (2012). Self-compassion amongst clients with problematic alcohol use. Mindfulness, 1-10.

Buchheld, N. & Walach, H. (2004). Die historischen Wurzeln der Achtsamkeitsmeditation - ein Exkurs in Buddhismus und christliche Mystik. In: T. Heidenreich & J. Michalak (Hrsg.), Achtsamkeit und Akzeptanz in der Psychotherapie (pp. 25-46). Tübingen: DGVT-Verlag.

Carlson, L. E., & Speca, M. (2013). Krebs bewältigen mit Achtsamkeit. Bern: Huber

Chiesa, A., & Serretti, A. (2009). Mindfulness-based stress reduction for stress management in healthy people: a review and meta-analysis. The journal of alternative and complementary medicine, 15(5), 593-600.

Chiesa, A., & Serretti, A. (2010). A systematic review of neurobiological and clinical features of mindfulness meditations. Psychological medicine, 40(08), 1239-1252.

Chiesa, A., & Serretti, A. (2014). Are mindfulness-based interventions effective for substance use disorders? A systematic review of the evidence. Substance use & misuse, 49(5), 492-512.

Churchill, R., Moore, T. H., Furukawa, T. A., Caldwell, D. M., Davies, P., Jones, H. Shinohara K, Imai H, Lewis G, Hunot, V. (2013). 'Third wave'cognitive and behavioural therapies versus treatment as usual for depression. The Cochrane Library, Oct 18 (10).

Crocker, J., & Park, L. E. (2004). The costly pursuit of self-esteem. Psychological bulletin, 130(3), 392.

Das, S. (1999). Der achtfache Pfad: Lehrbuch zur Erleuchtung. Krüger.

Davis, J. M., Manley, A. R., Goldberg, S. B., Smith, S. S., & Jorenby, D. E. (2014). Randomized trial comparing mindfulness training for smokers to a matched control. Journal of substance abuse treatment, 47(3), 213-221.

Elwafi, H. M., Witkiewitz, K., Mallik, S., Thornhill IV, T. A., & Brewer, J. A. (2013). Mindfulness training for smoking cessation: Moderation of the relationship between craving and cigarette use. Drug and Alcohol Dependence, 130(1), 222-229.

Depue, R. A., & Morrone-Strupinsky, J. V. (2005). A neurobehavioral model of affiliative bonding: Implications for conceptualizing a human trait of affiliation. Behavioral and Brain Sciences, 28(3), 313-349.

Demarzo, M. M., Montero-Marin, J., Cuijpers, P., Zabaleta-del-Olmo, E., Mahtani, K. R., Vellinga, A., Vicens C, López-del-Hoyo Y, García-Campayo, J. (2015). The efficacy of mindfulness-based interventions in primary care: a meta-analytic review. The Annals of Family Medicine, 13(6), 573-582.

de Souza, I. C. W., de Barros, V. V., Gomide, H. P., Miranda, T. C. M., de Paula Menezes, V., Kozasa, E. H., & Noto, A. R. (2015). Mindfulness-based interventions for the treatment of smoking: a systematic literature review. The Journal of Alternative and Complementary Medicine, 21(3), 129-140.

Didonna, F. (2009). Introduction: Where new and old paths to dealing with suffering meet. In Clinical handbook of mindfulness (pp. 1-14). Springer New York.

Dimeff, L.A. & Linehan, M.M. (2008). Dialectical behavior therapy for substance abusers. Addiction Science & Clinical Practice 4, 39-47.

Doubrawa, E. (2006). Achtsamkeit und Gestalttherapie. PiD-Psychotherapie im Dialog, 7(03), 263-267.

Eifert, G. H. (2011). Akzeptanz-und Commitment-Therapie (ACT). Hogrefe Verlag.

Elwafi, H. M., Witkiewitz, K., Mallik, S., Thornhill IV, T. A., & Brewer, J. A. (2013). Mindfulness training for smoking cessation: Moderation of the relationship between craving and cigarette use. Drug and Alcohol Dependence, 130(1), 222-229.

Fredrickson, B. L., Cohn, M. A., Coffey, K. A., Pek, J., & Finkel, S. M. (2008). Open hearts build lives: positive emotions, induced through loving-kindness meditation, build consequential personal resources. Journal of personality and social psychology, 95(5), 1045.

Freud, S. (1900). Die Traumdeutung. Gesammelte Werke II/III.

Literatur

Freud, S. (1923). »Psychoanalyse« und »Libidotheorie« – Two Encyclopaedia Articles.

Freud, S. (1912) Ratschläge für den Arzt bei der psychoanalytischen Behandlung. Zentralblatt für Psychoanalyse. J.F. Bergmann, Wiesbaden

Fromm, E., Suzuki, D. T., De Martino, R. (1960). Zen Buddhism and psychoanalysis.

Garland, E. L. (2013). Mindfulness-oriented recovery enhancement for addiction, stress, and pain. Washington, DC: NASW Press.

Garland, E. L., Froeliger, B., & Howard, M. O. (2013). Mindfulness training targets neurocognitive mechanisms of addiction at the attention-appraisal-emotion interface. Frontiers in psychiatry, 4.

Garland, E. L., Froeliger, B., & Howard, M. O. (2014). Effects of Mindfulness-Oriented Recovery Enhancement on reward responsiveness and opioid cue reactivity. Psychopharmacology, 231(16), 3229-3238.

Garland, E. L., Manusov, E. G., Froeliger, B., Kelly, A., Williams, J. M., & Howard, M. O. (2014). Mindfulness-oriented recovery enhancement for chronic pain and prescription opioid misuse: results from an early-stage randomized controlled trial. Journal of Consulting and Clinical Psychology, 82(3), 448.

Garland, E. L., Roberts-Lewis, A., Tronnier, C. D., Graves, R., & Kelley, K. (2016). Mindfulness-Oriented Recovery Enhancement versus CBT for co-occurring substance dependence, traumatic stress, and psychiatric disorders: Proximal outcomes from a pragmatic randomized trial. Behaviour research and therapy, 77, 7-16.

Garland, E. L., Schwarz, N. R., Kelly, A., Whitt, A., & Howard, M. O. (2012). Mindfulness-oriented recovery enhancement for alcohol dependence: Therapeutic mechanisms and intervention acceptability. Journal of social work practice in the addictions, 12(3), 242-263.

Garrison, K. A., Pal, P., Rojiani, R., Dallery, J., O'Malley, S. S., & Brewer, J. A. (2015). A randomized controlled trial of smartphone-based mindfulness training for smoking cessation: a study protocol. BMC psychiatry, 15(1), 83.

Gates, P. J., Sabioni, P., Copeland, J., Le Foll, B., & Gowing, L. (2016). Psychosocial interventions for cannabis use disorder. The Cochrane Library.

Gendlin, E. T. (2012). Focusing-orientierte Psychotherapie: ein Handbuch der erlebensbezogenen Methode (No. 119). Klett-Cotta.

Germer, C. (2012). Der achtsame Weg zur Selbstliebe. Arbor, Freiburg

Germer, C. K. (2009). The mindful path to self-compassion: Freeing yourself from destructive thoughts and emotions. Guilford Press.

Germer, C. K. (2012). Achtsames Selbstmitgefühl: Wie man sich von destruktiven Gedanken und Gefühlen befreit. Arbor-Verlag.

Germer, C. K., & Neff, K. D. (2013). Self-compassion in clinical practice. Journal of clinical psychology, 69(8), 856-867.

Gilbert, P. (2011). Mitgefühl: wie wir Mitgefühl nutzen können, um Glück und Selbstakzeptanz zu entwickeln und es uns wohl sein zu lassen. Arbor-Verlag.

Gilbert, P., & Plata, G. (2013). Compassion focused therapy. Junfermann Verlag GmbH.

Gilbert, P., & Procter, S. (2006). Compassionate mind training for people with high shame and self-criticism: Overview and pilot study of a group therapy approach. Clinical Psychology & Psychotherapy, 13(6), 353-379.

Gilmartin, H., Goyal, A., Hamati, M. C., Mann, J., Saint, S., & Chopra, V. (2017). Brief Mindfulness Practices for Healthcare Providers–a Systematic Literature Review. The American Journal of Medicine. 130(10):1219e1-e17.

Glasner-Edwards, S., Mooney, L., Ang, A., Garneau, H. C., Hartwell, E. E., Brecht, M. L., & Rawson, R. (2015). Mindfulness Based Relapse Prevention improves stimulant use among adults with major depression and generalized anxiety disorder. Drug & Alcohol Dependence, 156, e80.

Glasner, S., Mooney, L. J., Ang, A., Garneau, H. C., Hartwell, E., Brecht, M. L., & Rawson, R. A. (2017). Mindfulness-Based Relapse Prevention for Stimulant Dependent Adults: A Pilot Randomized Clinical Trial. Mindfulness, 8(1), 126-135.

Godfrin, K.A. & van Heeringen, C. (2010). The effects of mindfulness-based cognitive therapy on recurrence of depressive episodes, mental health and quality of life: A randomized controlled study. Behav Res Ther, 48, 738–746.

Goyal, M., Singh, S., Sibinga, E. M., Gould, N. F., Rowland-Seymour, A., Sharma, R., Berger Z, Sleicher D, Maron DD, Shihab HM, Ranasinghe PD, Linn S, Saha S, Bass EB, Haythornthwaite JA (2014). Meditation programs for psychological stress and well-being: a systematic review and meta-analysis. JAMA internal medicine, 174(3), 357-368.

Grepmair, L., & Nickel, M. (2008). Achtsamkeit des Psychotherapeuten. Springer-Verlag.

Grossman, P., Niemann, L., Schmidt, S. & Walach, H. (2004). Mindfulness-based stress reduction and health benefits: A meta-analysis. Journal of Psychosomatic Research, 57, 35-43.

Grossman, P. (2008). On measuring mindfulness in psychosomatic and psychological research. Journal of psychosomatic research, 64(4), 405-408.

Gruber, H. (2011) Die ursprüngliche Achtsamkeit. Buddhismus Aktuell. (4). 38-41.

Gu, J., Strauss, C., Bond, R., & Cavanagh, K. (2015). How do mindfulness-based cognitive therapy and mindfulness-based stress reduction improve mental health and wellbeing? A systematic review and meta-analysis of mediation studies. Clinical psychology review, 37, 1-12.

Hayes, S. C., Strosahl, K. D., & Wilson, K. G. (1999). Acceptance and commitment therapy: An experiential approach to behavior change. Guilford Press.

Heidenreich, T., Schneider, R. & Michalak, J. (2006). Achtsamkeit: Ein neuer Ansatz zur Psychotherapie süchtigen Verhaltens. Sucht, 52, 140-149.

Heidenreich, T., & Michalak, J. (Eds.). (2009). Achtsamkeit und Akzeptanz in der Psychotherapie: ein Handbuch. Dgvt-Verlag.

Heidenreich, T., Mundle, G. Michalak, J. Achtsamkeitsbasierte Rückfallprävention im Suchtbereich. In: Heidenreich, T., Michalak, J. (Eds.). (2013). Die« dritte Welle »der Verhaltenstherapie: Grundlagen und Praxis. Beltz.

Heidenreich, T., & Michalak, J. (2014). Achtsamkeitsbasierte Psychotherapie– Chancen und Grenzen der dritten Generation der Verhaltenstherapie. Sucht, 60(1), 7-12.

Hofmann, S. G., Grossman, P., & Hinton, D. E. (2011). Loving-kindness and compassion meditation: Potential for psychological interventions. Clinical Psychology Review, 31, 1126–1132.

Hölzel, B. K., Lazar, S. W., Gard, T., Schuman-Olivier, Z., Vago, D. R., & Ott, U. (2011). How does mindfulness meditation work? Proposing mechanisms of action from a conceptual and neural perspective. Perspectives on psychological science, 6(6), 537-559.

Hunot V, Moore TH, Caldwell DM, Furukawa TA, Davies P, Jones H, Honyashiki M, Chen P, Lewis G, Churchill R. (2013). ›Third wave‹ cognitive and behavioural therapies versus other psychological therapies for depression. Cochrane Database Syst Rev. Oct 18;(10)

Huppertz, M. (2012). Achtsamkeit. Befreiung zur Gegenwart: Achtsamkeit, Spiritualität und Vernunft in Psychotherapie und Lebenskunst. Junfermann Verlag GmbH.

Hutcherson, C. A., Seppala, E. M., & Gross, J. J. (2008). Loving-kindness meditation increases social connectedness. Emotion, 8(5), 720.

Iskender, M., & Ahmet, A. K. I. N. (2011). Self-compassion and internet addiction. TOJET: The Turkish Online Journal of Educational Technology, 10 (3).

James, W. (1890). The consciousness of self. The principles of psychology

James, W. (1890). The perception of reality. The principles of psychology

James, W. (1890). The Principles of Psychology. Classics in the History of Psychology at York University

Jung, C. G. (1939). Psychological commentary on the Tibetan book of the great liberation. CW, 11, 759-762.

Kabat-Zinn, J. (1990). Full catastrophe living: Using the wisdom of your body and mind to face stress, pain, and llness. New York: Delacorte.

Kabat-Zinn, J. (1994). Wherever you go, there you are: Mindfulness meditation in everyday life. New York: Hyperion.

Kabat-Zinn, J. (2001). Gesund durch Meditation (8. Auflage der Sonderausgabe). München: O. W. Barth.

Kabat-Zinn, J. (2005). Coming to our senses. Healing ourselves and the world though mindfulness. New York: Hyperion.

Kabat-Zinn, J. (2013). Zur Besinnung kommen. Die Weisheit der Sinne und der Sinn der Achtsamkeit in einer aus den Fugen geratenen Welt. Freiamt: Arbor.

Karyadi, K. A., VanderVeen, J. D., & Cyders, M. A. (2014). A meta-analysis of the relationship between trait mindfulness and substance use behaviors. Drug and alcohol dependence, 143, 1-10.

Keng, S. L., Smoski, M. J., Robins, C. J., Ekblad, A. G., & Brantley, J. G. (2012). Mechanisms of change in mindfulness-based stress reduction: Self-compassion and mindfulness as mediators of intervention outcomes. Journal of Cognitive Psychotherapy, 26(3), 270-280.

Kelly, A. C., & Carter, J. C. (2015). Self-compassion training for binge eating disorder: A pilot randomized controlled trial. Psychology and psychotherapy: Theory, research and practice, 88(3), 285-303.

Khanna, S., & Greeson, J. M. (2013). A narrative review of yoga and mindfulness as complementary therapies for addiction. Complementary therapies in medicine, 21(3), 244-252.

Khoury, B., Sharma, M., Rush, S. E., & Fournier, C. (2015). Mindfulness-based stress reduction for healthy individuals: a meta-analysis. Journal of Psychosomatic Research, 78(6), 519-528.

Kienast, T. (2013). Modul Umgang mit Sucht. In: M. Bohus, M. Wolf-Arehult (Hrsg.), Interaktives Skillstraining für Borderline-Patienten: Das Therapiemanual. 2. Auflage. S. 347-383, Stuttgart: Schattauer Verlag.

Kienast, T., & Bermpohl, F. (2013) Dialektisch-Behaviorale Therapie bei Patienten mit Borderline-Persönlichkeitsstörung und komorbider Abhängigkeitserkrankung. CIP Medien München

Kienast, T. & Heinz, A. (2012). Abhängigkeitserkrankungen. In: G. Gründer, O. Benkert (Hrsg.), Handbuch der Psychopharmakotherapie. 2. Auflage. S. 281 ff, Berlin, Heidelberg, New York: Springer Verlag

Kurtz, R. (1994). Hakomi: eine körperorientierte Psychotherapie. Kösel.

Kuyken, W., Hayes, R., Barrett, B., Byng, R., Dalgleish, T., Kessler, D., Lewis, G, Watkins E, Brejcha C, Cardy J, Causley A, Cowderoy S, Evans, A, Gradinger F, Kaur S, Lanham P, Morant N, Richards J, Shah P, Sutton H, Vicary R, Weaver A, Wilks J,

Williams M, Taylor RS, Byford S. (2015). Effectiveness and cost-effectiveness of mindfulness-based cognitive therapy compared with maintenance antidepressant treatment in the prevention of depressive relapse or recurrence (PREVENT): a randomised controlled trial. The Lancet, 386(9988), 63-73.

Kuyken, W., Warren, F. C., Taylor, R. S., Whalley, B., Crane, C., Bondolfi, G., Hayes, R., Huijbers, M., Ma, H., Schweizer, S., Segal, Z., Speckens, A., Teasdale, JD., Van Heeringen, K., Williams M., Byford, S., Byng, R., Dalgleish, T. (2016). Efficacy of mindfulness-based cognitive therapy in prevention of depressive relapse: an individual patient data meta-analysis from randomized trials. JAMA psychiatry, 73(6), 565-574.

Lama, D. (1993). Einführung in den Buddhismus. Die Harvard-Vorlesungen. Herder, Freiburg im Breisgau.

Lama, H. D. (1995). Awakening the mind, lightening the heart. HarperCollins Publishers.

Langer, E. J. (1989). Mindfulness. Reading, MA: Addison-Wesley.

Lao, S. A., Kissane, D., & Meadows, G. (2016). Cognitive effects of MBSR/MBCT: a systematic review of neuropsychological outcomes. Consciousness and cognition, 45, 109-123.

Leary, M. R. (1999). Making sense of self-esteem. Current directions in psychological science, 8(1), 32-35.

Leary, M. R., Tate, E. B., Adams, C. E., Batts Allen, A., & Hancock, J. (2007). Self-compassion and reactions to unpleasant self-relevant events: the implications of treating oneself kindly. Journal of personality and social psychology, 92(5), 887.

Lee, K., Bowen, S., & An-Fu, B. (2011). Psychosocial outcomes of mindfulness-based relapse prevention in incarcerated substance abusers in Taiwan: A preliminary study. Journal Of Substance Use, 16(6), 476-483.

Lindenmeyer, J. & Mundle, G. (2012). Vorwort der deutschen Herausgeber. In: Bowen, S., Chawla, N., & Marlatt, G. Achtsamkeitsbasierte Rückfallprävention bei Substanzabhängigkeit. Weinheim: Beltz.

Linehan, M.M. (1993). Cognitive-behavioral treatment of borderline personality disorder. New York: The Guildford Press.

Linehan, M. (2006). Dialektisch-Behaviorale Therapie der Borderline-Persönlichkeitsstörung. München: Cip-Medien.

Linehan, M. M. (2014). DBT® skills training manual. Guilford Publications.

Linehan, M.M., Comtois, K.A., Murray, A.M., Brown, M.Z., Gallop, R.J., Heard, H.L., Korslund, K.E., Tutek, D.A., Reynolds, S.K. & Lindenboim, N. (2006). Two-year randomized controlled trial and follow-up of dialectical behavior therapy vs. therapy by experts for suicidal behaviors and borderline personality disorder. Archives of General Psychiatry, 63, 757-766.

Linehan, M.M., Dimeff, L.A., Reynolds, S.K., Comtois, K.A., Welch, S.S., Heagerty, P. & Kivlahan, D.R. (2002). Dialectical behavior therapy versus comprehensive validation therapy plus 12-step for the treatment of opioid dependent women meeting criteria for borderline personality disorder. Drug and Alcohol Dependence, 67, 13-26.

Linehan, M.M., Schmidt, H. 3rd., Dimeff, L.A., Craft, J.C., Kanter, J. & Comtois, K. A. (1999). Dialectical behavior therapy for patients with borderline personality disorder and drug-dependence. American Journal on Addictions, 8, 279-292.

Lutz, A., Slagter, H. A., Dunne, J. D., & Davidson, R. J. (2008). Attention regulation and monitoring in meditation. Trends in cognitive sciences, 12(4), 163-169.

MacBeth, A., & Gumley, A. (2012). Exploring compassion: A meta-analysis of the association between self-compassion and psychopathology. Clinical Psychology Review, 32(6), 545-552.

MacLean, P. D. (1990). The triune brain in evolution: Role in paleocerebral functions. Springer Science & Business Media.

Maglione, M. A., Maher, A. R., Ewing, B., Colaiaco, B., Newberry, S., Kandrack, R., Shanman, RM, Sorbero, M, Hempel, S. (2017). Efficacy of mindfulness meditation for smoking cessation: A systematic review and meta-analysis. Addictive Behaviors.

Marcus, M., & Zgierska, A. (2013). Mindfulness-related treatments and addiction recovery. Routledge.

Marlatt, G. A. (Ed.). (1998). Harm reduction. Pragmatic strategies for managing high-risk behaviors. New York: Guilford Press.

Marlatt, G. A. (2003). Buddhist philosophy and the treatment of addictive behavior. Cognitive and behavioral practice, 9(1), 44-50.

Marlatt, G. A. & Gordon, J. R. (Eds.). (1985). Relapse prevention. Maintenance strategies in the treatment of addictive behaviors. New York. Guilford Press.

Marlatt, G. A., Witkiewitz, K., Dillworth, T. M., Bowen, S. W., Parks, G. A., Macpherson, L. M., Lonczak, H. S., Larimer, M. E., Simpson, T., Blume, A. W. & Crutcher, R. (2004). Vipassana meditaion as a treatment for alcohol and drug use disorders. In: S. C. Hayes, V. M. Follette & M. M. Linehan (Eds.): Mindfulness and acceptance. Expanding the cognitive-behavioral tradition. New York: Guilford.

McBee, L. (2008). Mindfulness-based elder care: A CAM model for frail elders and their caregivers. Springer Publishing Co.

McConville, J., McAleer, R., & Hahne, A. (2017). Mindfulness Training for Health Profession Students—The Effect of Mindfulness Training on Psychological Well-Being, Learning and Clinical Performance of Health Professional

Students: A Systematic Review of Randomized and Non-randomized Controlled Trials. Explore: The Journal of Science and Healing, 13(1), 26-45.
McMain, S., Sayrs, J.H.R., Dimeff, L.A. & Linehan, M.M. (2007). Borderline Disorder and Substance Dependence. In: L.A. Dimeff, K. Koerner. (Hrsg.). Dialectical Behavior Therapy in Clinical Practice, S. 151 ff, New York: The Guilford Press.
Meibert, P. (2014). Der Weg aus dem Grübelkarussell: Achtsamkeitstraining bei Depression, Ängsten und negativen Selbstgesprächen Das MBCT-Buch. Kösel-Verlag.
Miller, W. R. (1985). Motivation for treatment: a review with special emphasis on alcoholism. Psychological Bulletin, 98, 84-107.
Miron, L. R., Orcutt, H. K., Hannan, S. M., & Thompson, K. L. (2014). Childhood abuse and problematic alcohol use in college females: The role of self-compassion. Self and Identity, 13(3), 364-379.
Mundle, G. (2009). Achtsamkeitsbasierte Suchttherapie im stationären Setting. Suchttherapie, 10(S 01), S254.
Mundle, G. (2015). Wie Ärzte gesund bleiben-Resilienz statt Burnout. J. Zwack (Ed.). Georg Thieme Verlag.
Mundle, G. (2015). Medikamenten-und Substanzmissbrauch im Management. In Executive Health-Gesundheit als Führungsaufgabe (pp. 79-89). Springer Fachmedien Wiesbaden.
Mundle, G., Bowen, S., Heinz, A., & Kienast, T. (2014). Praktische Anwendung von Achtsamkeit in der Suchttherapie am Beispiel des MBRP Programms und der DBT-Sucht. Sucht, 60(1), 29-36.
Mundle, G., & Kienast, T. (2014). Achtsamkeit und ihre Relevanz für die Suchttherapie: The Relevance of Mindfulness for Addiction Treatment.
Mundle, G., Paulus, H. J., & Gottschaldt, E. (2010). Einfluss von Arbeitsbedingungen auf Depressionen und Abhängigkeitserkrankungen bei Ärzten: Kasuistiken. Fuchs, C., Kurth, B.-M., Scriba, PC,(Reihen-Hrsg.): Report Versorgungsforschung, 2, 395.
Murray, M., Murray, L., & Donnelly, M. (2016). Systematic review of interventions to improve the psychological well-being of general practitioners. BMC family practice, 17(1), 36.
Nattier, J. (1995). Visible and invisible: Jan Nattier on the politics of representation in buddhist America. Tricycle, 5, 42-49.
Neff, K. (2003). Self-compassion: An alternative conceptualization of a healthy attitude toward oneself. Self and identity, 2(2), 85-101.
Neff, K. (2014). Selbstmitgefühl – Schritt für Schritt. Arbor Freiburg.

Neff, K. D. (2016). Self-compassion. Mindfulness in Positive Psychology: The Science of Meditation and Wellbeing, 37.

Neff, K. D., & Germer, C. K. (2013). A pilot study and randomized controlled trial of the mindful self-compassion program. Journal of clinical psychology, 69(1), 28-44.

Neff, K. D., & Vonk, R. (2009). Self-compassion versus global self-esteem: Two different ways of relating to oneself. Journal of personality, 77(1), 23-50.

Nhat Hanh, T. (1998). The heart of the Buddha's teaching. London: Rider.

Norton, A. R., Abbott, M. J., Norberg, M. M., & Hunt, C. (2015). A systematic review of mindfulness and acceptance-based treatments for social anxiety disorder. Journal of Clinical Psychology, 71(4), 283-301.

Nyanaponika (2000). Geistestraining durch Achtsamkeit (8. Auflage). Stammbach: Beyerlein & Steinschulte.

Nyanaponika (2014) The Heart of Buddhist Meditation: The Buddha's Way of Mindfulness. Newburyport: Weiser Books.

O'Driscoll, M., Byrne, S., Mc Gillicuddy, A., Lambert, S., & Sahm, L. J. (2017). The effects of mindfulness-based interventions for health and social care undergraduate students–a systematic review of the literature. Psychology, health & medicine, 22(7), 851-865.

Orsillo, S. M., Roemer, L., & Holowka, D. W. (2005). Acceptance-based behavioral therapies for anxiety. In Acceptance and mindfulness-based approaches to anxiety (pp. 3-35). Springer US.

Öst, L. G. (2014). The efficacy of acceptance and commitment therapy: an updated systematic review and meta-analysis. Behaviour research and therapy, 61, 105-121.

Pace, T. W., Negi, L. T., Adame, D. D., Cole, S. P., Sivilli, T. I., Brown, T. D., Raison, C. L. (2009). Effect of compassion meditation on neuroendocrine, innate immune and behavioral responses to psychosocial stress. Psychoneuroendocrinology, 34(1), 87-98.

Passmore, J. & Marianetti, O. (2007). The role of mindfulness in coaching. The Coaching Psychologist, 3, 131-137.

Pauley, G., & McPherson, S. (2010). The experience and meaning of compassion and self-compassion for individuals with depression or anxiety. Psychology and Psychotherapy: Theory, Research and Practice, 83(2), 129-143.

Perls, F. S. (2007). Grundlagen der Gestalt-Therapie: Einführung und Sitzungsprotokolle (Vol. 20). Klett-Cotta.

Perls, F., Hefferline, G., & Goodman, P. (1951). Gestalt therapy. New York.

Piet, J., & Hougaard, E. (2011). The effect of mindfulness-based cognitive therapy for prevention of relapse in recurrent major depressive disorder: a systematic review and meta-analysis. Clinical psychology review, 31(6), 1032-1040.

Powers, M. B., Zum Vörde Sive Vörding, M. B., & Emmelkamp, P. M. (2009). Acceptance and commitment therapy: A meta-analytic review. Psychotherapy and psychosomatics, 78(2), 73-80.

Reddemann, L. (2010) Achtsamkeit in der Behandlung von persönlichkeitsgestörten und traumatisierten PatientInnen. Vortrag Psychotherapietage Lindau

Rein, G., Atkinson, M., & McCraty, R. (1995). The physiological and psychological effects of compassion and anger. Journal of Advancement in Medicine, 8 (2), 87-105.

Rizvi, S. L., Welch, S. S., & Dimidjian, S. (2009). Mindfulness and borderline personality disorder. In Clinical handbook of mindfulness (pp. 245-257). Springer New York.

Rockliff, H., Gilbert, P., McEwan, K., Lightman, S., & Glover, D. (2008). A pilot exploration of heart rate variability and salivary cortisol responses to compassion-focused imagery. Journal of Clinical Neuropsychiatry, 5(3), 132-139.

Rogers, C. R., Dorfman, E., & Nosbüsch, E. (1972). Die klientenzentrierte Gesprächspsychotherapie: client-centered therapy. Kindler Verlag.

Rogojanski, J., Vettese, L. C., & Antony, M. M. (2011). Coping with cigarette cravings: comparison of suppression versus mindfulness-based strategies. Mindfulness, 2(1), 14-26.

Rosa, H. (2012). Weltbeziehungen im Zeitalter der Beschleunigung. Berlin: Suhrkamp.

Rosenberg, L. (2002). Mit jedem Atemzug. Buddhas Weg zu Achtsamkeit und Einsicht. Freiamt im Schwarzwald: Arbor-Verlag.

Safran, J. D. (2006). Achtsamkeit und interaktionelle Ablaufmuster in der Psychoanalyse. PiD-Psychotherapie im Dialog, 7(03), 244-251.

Salzberg, S. (1995). L'arte rivoluzionaria della gioia. Ubaldini, Roma.

Schmidt, S. (2011). Achtsamkeit und gesunde Lebensführung. In: H.-W. Hoefert & C. Klotter Gesunde Lebensführung - kritische Analyse eines populären Konzepts (pp. 192-208). Bern: Huber.

Schmidt, S. (2014). Was ist Achtsamkeit? Herkunft, Praxis und Konzeption. Sucht, 60(1), 13-19.

Segal, Z. V., Bieling, P., Young, T., MacQueen, G., Cooke, R., Martin, L., & Levitan, R. D. (2010). Antidepressant monotherapy vs sequential pharmacotherapy and mindfulness-based cognitive therapy, or placebo, for relapse prophylaxis in recurrent depression. Archives of General Psychiatry, 67(12), 1256-1264.

Segal, Z. V., & Walsh, K. M. (2016). Mindfulness Based Cognitive Therapy for Residual Depressive Symptoms and Relapse Prophylaxis. Current opinion in psychiatry, 29(1), 7.

Segal, Z. V., Williams, J. M. G., & Teasdale, J. D. (2008). Die achtsamkeitsbasierte kognitive Therapie der Depression. Ein neuer Ansatz zur Rückfallprävention, Tübingen, DGVT-Verlag.

Segal, Z. V., Williams, J. M. G., & Teasdale, J. D. (2012). Mindfulness-based cognitive therapy for depression. Guilford Press.

Shankman, R. (2008). The experience of Samadhi: An in-depth exploration of Buddhist meditation. Shambhala Publications.

Shapira, L. B., & Mongrain, M. (2010). The benefits of self-compassion and optimism exercises for individuals vulnerable to depression. The Journal of Positive Psychology, 5(5), 377-389.

Shapiro, S. L., Schwartz, G. E. (1999). Intentional systemic mindfulness: An integrative model for self-regulation and health. Advances in Mind-Body Medicine, 15, 128-134.

Shapiro, S. L., Astin, J. A., Bishop, S. R., & Cordova, M. (2005). Mindfulness-based stress reduction for health care professionals: results from a randomized trial. International Journal of Stress Management, 12(2), 164.

Siegel, D. J. (2012). Der achtsame Therapeut: ein Leitfaden für die Praxis. Kösel-Verlag.

Silpakit, C., Silpakit, O., & Chomchuen, R. (2016). Mindfulness-Based Relapse Prevention Program for Alcoholism: A Case-Control Study. Siriraj Medical Journal, 67(1), 8-13.

Sinha, R., O'Malley, S. S. (1999). Craving for alcohol: findings from the clinic and the laboratory. Alcohol and Alcoholism, 34(2), 223-230.

Skanavi, S., Laqueille, X., & Aubin, H. J. (2011). Mindfulness based interventions for addictive disorders: a review. L'Encephale, 37(5), 379-387.

Sonntag, R. (2004). Engagiertes Handeln lernen: Die Akzeptanz-und Commitment-Therapie. Achtsamkeit und Akzeptanz in der Psychotherapie, 295-353.

Sonntag, R. F. (2015). Akzeptanz-und Commitment-Therapie (ACT). In Verhaltenstherapiemanual (pp. 319-325). Springer Berlin Heidelberg.

Tang, Y. Y., Yang, L., Leve, L. D., & Harold, G. T. (2012). Improving executive function and its neurobiological mechanisms through a mindfulness-based intervention: Advances within the field of developmental neuroscience. Child development perspectives, 6(4), 361-366.

Teasdale, J. D., Moore, R. G., Hayhurst, H., Pope, M., Williams, S., & Segal, Z. V. (2002). Metacognitive awareness and prevention of relapse in depression: Empirical evidence. Journal of Consulting and Clinical Psychology, 70, 275-287.

Teasdale, J. D., Segal, Z. V., Williams, J. M. G., Ridgeway, V. A., Soulsby, J. M., & Lau, M. A. (2000). Prevention of relapse/recurrence in major depression by mindfulness-based cognitive therapy. Journal of consulting and clinical psychology, 68(4), 615.

van den Brink, E., & Koster, F. (2013). Mitfühlend leben: Mit Selbst-Mitgefühl und Achtsam0keit die seelische Gesundheit stärken: Mindfulness-Based Compassionate Living-MBCL. Kösel-Verlag.

Van Dam, N. T., Sheppard, S. C., Forsyth, J. P., & Earleywine, M. (2011). Self-compassion is a better predictor than mindfulness of symptom severity and quality of life in mixed anxiety and depression. Journal of anxiety disorders, 25 (1), 123-130.

van Vreeswijk, M., Broersen, J., & Schurink, G. (2009). Mindfulness. In Mindfulness en schematherapie (pp. 17-34). Bohn Stafleu van Loghum.

Vettese, L. C., Dyer, C. E., Li, W. L., & Wekerle, C. (2011). Does self-compassion mitigate the association between childhood maltreatment and later emotion regulation difficulties? A preliminary investigation. International Journal of Mental Health and Addiction, 9(5), 480-491.

von Allmen, F. (2007). Buddhismus. Lehren–Praxis–Meditation. Stuttgart: Theseus.

Vieten, C., Astin, J. A., Buscemi, R., & Galloway, G. P. (2010). Development of an acceptance-based coping intervention for alcohol dependencerelapse prevention. Substance Abuse, 31, 108–116.

Walach, H. (2003). Spiritualität und Wissenschaft. Erfahrungsheilkunde, 52(10), 650-659.

Walach, H., Schmidt, S., Schooler, J., Beauregard, M., Forman, R., & Wallace, B. A. (2011). Studies in Neuroscience, Consciousness and Spirituality.

Wanden-Berghe, R. G., Sanz-Valero, J., & Wanden-Berghe, C. (2010). The application of mindfulness to eating disorders treatment: a systematic review. Eating disorders, 19(1), 34-48.

Weber, A. M. (2009). Achtsamkeit - ein Begriff zwischen den Welten. Teil Eins-Zur Psychologie buddhistischer Geistesgegenwart. Transpersonale Psychologie und Psychotherapie, 15(2), 71-82.

Weiss, H., & Harrer, M. E. (2010). Achtsamkeit in der Psychotherapie. Verändern durch »Nicht-Verändern-Wollen «– ein Paradigmenwechsel. Psychotherapeutenjournal, 1, 14-24.

Witkiewitz, K., & Bowen, S. (2010). Depression, craving, and substance use following a randomized trial of mindfulness-based relapse prevention. Journal Of Consulting And Clinical Psychology, 78(3), 362-374.

Witkiewitz, K., Bowen, S., & Donovan, D. M. (2011). Moderating effects of a craving intervention on the relation between negative mood and heavy drinking following treatment for alcohol dependence. Journal of consulting and clinical psychology, 79(1), 54.

Witkiewitz, K., Bowen, S., Douglas, H., & Hsu, S. H. (2012). Mindfulness-based relapse prevention for substance craving. Addictive Behaviors, 38 (2):1563-71.

Witkiewitz, K., Bowen, S., Harrop, E. N., Douglas, H., Enkema, M., & Sedgwick, C. (2014). Mindfulness-based treatment to prevent addictive behavior relapse: theoretical models and hypothesized mechanisms of change. Substance use & misuse, 49(5), 513-524.

Witkiewitz, K., Lustyk, M. K. B., & Bowen, S. (2013). Retraining the addicted brain: A review of hypothesized neurobiological mechanisms of mindfulness-based relapse prevention. Psychology of Addictive Behaviors, 27(2), 351.

Witkiewitz, K., & Villarroel, N. A. (2009). Dynamic association between negative affect and alcohol lapses following alcohol treatment. Journal of consulting and clinical psychology, 77(4), 633.

Witkiewitz, K., Warner, K., Sully, B., Barricks, A., Stauffer, C., Thompson, B. L., & Luoma, J. B. (2014). Randomized trial comparing mindfulness-based relapse prevention with relapse prevention for women offenders at a residential addiction treatment center. Substance Use & Misuse, 49(5), 536-546.

Wheeler, R. A., Twining, R. C., Jones, J. L., Slater, J. M., Grigson, P. S., & Carelli, R. M. (2008). Behavioral and electrophysiological indices of negative affect predict cocaine self-administration. Neuron, 57(5), 774-785.

Zeidler, W. (2016). Evaluierung einer neuen Form der Tabakentwöhnung– »SQUIN«, ein online-und smartphonebasiertes Social-Serious-Game mit Achtsamkeits-Rückfallpräventions-Modul (Doctoral dissertation, Freie Universität Berlin).

Zeller, M., Yuval, K., Nitzan-Assayag, Y., & Bernstein, A. (2015). Self-compassion in recovery following potentially traumatic stress: Longitudinal study of at-risk youth. Journal of abnormal child psychology, 43(4), 645.

Zhang, J., Xu, R., Wang, B., & Wang, J. (2016). Effects of mindfulness-based therapy for patients with breast cancer: A systematic review and meta-analysis. Complementary therapies in medicine, 26, 1-10.

Zgierska, A., Rabago, D., Chawla, N., Kushner, K., Koehler, R., & Marlatt, A. (2009). Mindfulness meditation for substance use disorders: A systematic review. Substance Abuse, 30(4), 266-294.

Zimmermann, M., Spitz, C. & Schmidt, S. (2012). Achtsamkeit. Ein buddhistisches Konzept erobert die Wissenschaft – mit einem Beitrag S.H. des Dalai Lama. Bern: Huber.

Zylowska, L. (2012). The mindfulness prescription for adult ADHD: An 8-step program for strengthening attention, managing emotions, and achieving your goals. Shambhala Publications.

Stichwortverzeichnis

A

Ablenkung 70
Absichtsvoll 31
Abstinenz 62, 90
Abstinenz, dialektische 90
Achtfacher Pfad 21–22
achtsame Grundhaltung 59
achtsame Wahrnehmung 70
achtsamer Anfängergeist 67
Achtsamkeit 26, 30, 59, 88–89, 110, 117
– Definition 18
– Grenzen 51
Achtsamkeit, innere 87, 91
achtsamkeitsähnlich 41–42
achtsamkeitsbasiert 41–42
Achtsamkeitsbasierte Kognitive Therapie (MBCT) 44
Achtsamkeitsbasierte Rückfallprävention (MBRP) 55
achtsamkeitsorientiert 41, 53–54
Achtsamkeitspraxis der Therapeuten 60
Achtsamkeits-Skills 94
Achtsamkeitsübungen
– Nebenwirkungen 63
Akzeptanz 59, 72, 87, 117
Akzeptanz und Commitment-Therapie (ACT) 47
Alarmsystem 105
Alternative Rebellion 95
Anspannung 86
Anti Craving Skill 88, 96

Antriebssystem 105
Atemübung 148
Aufmerksamkeit, gleichschwebende 40
Auslöser 73
Autopilot 58, 66–68, 70
Autopilotenmodus 90

B

Behandlungsangebot 63
Beobachterperspektive 71
Beobachterposition 58–59, 71–73
Bergmeditation 80
Bewertungen 69
Bindung, sichere 106
Body Scan 67, 145

C

Chemische Dissoziation 90
Cochrane-Analyse 126
Craving 59, 67, 69, 71, 73, 129

D

DBT-S 132
dialektisch 86–87
Dialektisch Behaviorale Therapie (DBT) 86
Dissoziationszustände 89
Distanz, innere 58

Stichwortverzeichnis

Dritte Welle der Psychotherapie 29
dysfunktional 87

E

emotionale Stärke 110
Emotionen 72
Emotionsregulation 104
Emotionsregulationsstörung 86
Erfahrungen, direkte 56, 69
Ethische Grundlagen 28

F

Fähigkeiten,
  zwischenmenschliche 87
Fertigkeiten (Skills) 87
Fertigkeitentraining 88
Forschung 124
Fürsorge 107, 121
Fürsorge- und
  Beruhigungssystem 105, 107

G

Gedanken 72
– automatisierte 73
– negative 116
Gedanken als Gedanken
  erkennen 150
Gefühle bewusst wahrnehmen 152
Gegenwärtiger Augenblick 32
Grundhaltung 35
Güte 108

H

Hexaflex 48
Hochrisiko-Situation 71, 86

I

Innere Stabilität finden 159
Innerer Beobachter 33
Inquiry 64–65, 69

K

Kognitive Defusion 48
Konditionierung 90
kontrollierte Studien zu psychischen
  und körperlichen
  Erkrankungen 125
Konzentriert 94
Körperwahrnehmungen 72

L

Lebensstil 75
Lebensziele 49
Liebevolle Güte 165
Lovingkindness-Übung 75, 82

M

MBCT-Programm 46
MBRP-Programm 76
Meditation
– Abschluss- 76
Mindfulness Oriented Recovery
  Enhancement 83
Minfulness-Based Stress Reduction –
  MBSR 43
Mitgefühl 75, 107

N

Nebenwirkungen 52
Nicht-Bewertung 32, 93

Nicht-Verändern-Wollen 30, 36
Nüchtern-Atmen 70–71, 81–82, 161

P

Prävention für Therapeuten 37
Psychotherapie
– achtsamkeitsbasierte 53
– achtsamkeitsorientierte 53

R

Raucherentwöhnung 131
Reaktionsmuster,
  selbstschädigende 72
Reaktionsmuster, suchttypische 67
Reduktion des
  Suchtmittelkonsums 62
Rollenkonfusion 36
Rosinenübung 32
Rückfall 56–57, 67, 73, 128
Rückfallanalyse 73
Rückfallmodell 58
Rückfallprozess 73
Rückfallraten 57
Rückfallrisikosituation 71
Rückfalltrigger 73

S

Schuld und Scham 110–111
Sechs-Monats-Katamnese 128
Selbstbewusstsein 122
Selbstfürsorge 75
Selbstkritik 101
Selbstmitgefühl 100–101, 107, 110, 133
– Evolution von 102

selbstschädigende Gedanken 73
Selbstvertrauen 110
Selbstvorwürfe 101
Selbstwahrnehmung 68
Selbstwert 87, 119
Sich selbst annehmen 166
Sich selbst vergeben 168
Sitzmeditation 70
Soziale Unterstützung 75
Spannungsreduktion 90
Stärke, eigene 122
Stressreduktion durch
  Achtsamkeit« 43
Stresstoleranz 87
Suchtdruck 69, 71
Suchtkonditionierung 59–60
Suchttherapie
– zieloffene 62

T

Therapeut-Patienten-Raum 54
Therapiealltag 34
Therapiemodul »Sucht« 88

U

Übungspraxis 61
Übungspraxis, gemeinsame 61
Übungspraxis, tägliche 35
Unbehagen 69
urge surfing 59, 94

V

Veränderung 87
Verbundenheit 109
verfehlte Ansichten 51

Verhaltensmuster
- selbstschädigende 87
Vier Edle Wahrheiten 21
Vier Vergegenwärtigungen 19
Vipassana 20
Vorgespräch 63
Vorstellungen, unrealistische 68

W

Was-Fertigkeiten 93
Weisheit 118
Wellenreiten 78–79, 155

Werte 49
Wertschätzung 122
Wettbewerb 106
Wie-Fertigkeiten 93
Wirksamkeit 126
Wirkungsvoll 94
Wise Mind 87

Z

Ziele, suchttherapeutische 62
Zufriedenheit, innere 106–107